対談

心とことばの脳科学

山鳥 重
辻 幸夫
＝共著

大修館書店

認知科学のフロンティア

対談

心とことばの脳科学

目次

対談

心とことばの脳科学

はじめに

本書は、言語と心の働きについて認知科学的立場から興味を持つ筆者（辻）が、神経心理学、高次脳機能障害学の指導的な研究者・医師である山鳥重先生に様々な疑問を投げかけて、多くの医学的なご研究や臨床経験から得られた知見についてご教示をいただき、その対話をまとめたものである。

ヒトの心はどうとらえたらいいのか、ヒトはことばをなぜ使えるのかというような疑問が話題の中心である。神経心理学や言語学に関係する専門的なやりとりもあるが、本文は対話形式なので、全体的には肩肘張らずに読めるのではないかと期待している。

本文の基になっているのは、専門誌『言語』のリレー対談「認知科学との対話」というシリーズの録音記録である。この対談シリーズは、筆者が同誌で毎月ホストになり、一年にわたって計一二人の先生方と専門分野に関するご研究についてお話をして、人間の心やことばの問題を掘り下げていくことを目論む企画であった。山鳥先生はそのゲストのお一人である。

私は長年にわたり、山鳥先生と先生のご研究に対してはたいへんな興味と尊敬の念をもって接してきている。個人的なことで恐縮だが、私が山鳥先生のご研究に出会ったのは、すでに先導者としてご活躍されていた山鳥先生のご著書に学生として接したときであった（山鳥　一九八五a、b）。当時、山鳥先生は東北大学医学部におられて、私は東京にいて専門も異なるため、お会いする機会はなかった。それ以来ずっと山鳥先生の論文やご著書にはかかさず目を通していたが、私の片思いが続いていた。ところが数年前、私が編集を依頼された『ことばの認知科学事典』（大修館書店二〇〇一）に先生が玉稿をお寄せくださったことがきっかけで、くだんの雑誌対談でお目にかかることができたのである。当時、対談を単行本にすることは特に予定していなかったが、とても読者の反響が良く、それではせっかくだから本にして残そうということになったのである。私にしてみれば、山鳥先生に直接お会いできたばかりでなく、対談も実現し、メールによる原稿のやりとりの上に、それが本になったのだから、片思いだった頃には想像のつかない話である。できることならば当時の私に会って自慢してやりたいくらいである。

そんな訳なので、三時間以上続いた対談の間、私はひたすら質問攻めの無礼をはたらいた。山鳥先生のご研究には、一学徒として直接お話をうかがいたいことが山ほどあったからである。私は、本来、あまり口数は多くはない（と思っている）。読者のためには、なるべく先生のお答えを引き出す聞き手となるよう心がけたつもりだが、嬉しさと興奮のあまりしゃべりすぎたきらいもある。読み返してみると私の多弁が災いしている箇所もないではない。お恥ずかしい限りである。しかし、山鳥先生はときにトンチンカンな私の質問に対しても、常に穏やかでにこやかに、そして真摯にお答えくださった。対談は録音され、文字にしたぶ厚い記録原稿として残ったが、いかに統制された対談とはいえ、話しことばをそのまま原稿にすることは（私の発言部分については）できなかった。これは対談を何度もやって嫌というほど味わい、身に染みたことである。「話しことば」はそれほどダイナミックで、書きことばとは違うものなのである（と言い訳したい）。したがって、山鳥先生と私で元原稿にかなりの加筆を施すことになった。むろん、山鳥先生も本書の「おわりに」で触れておられるように、本旨はいっさい変えていない。ただ、原稿を直す段階で、図らずも私が質問を若干加えるという暴挙に出てしまった。それにも山鳥先生は丁寧な回答をお寄せくださった。結果的には付加的情報を入れられたのではないかと思っている。ここにあらためて、私の失礼についてお詫び申し上げ、先生のご厚意に心からの感謝を表したい。

本書が、脳と心、そして脳と言語について関心のある読者にとって興味深いものとなることを祈りたい。臨床と研究の場で長きにわたり大活躍されてきている山鳥先生の一言一言には重みがあり、読者は、単に研究成果について知識を得られるだけでなく、はるかに本質的に考えさせられることがあるのではないかと期待している。山鳥先生のしっかりと地に足を着けた謙虚なご研究態度には学ぶべき点が多々ある。読者におかれては、もっとお話が聞きたいというところがあるかもしれない。もしそういうところがあったら、それはもっぱら聞き手としての筆者が至らなかったことに原因がある。どうかご容赦願いたい。読者自らが、「自分ならこういうことを聞いてみたい」、

「この質問にはどういう答えがあるだろうか」というように、心とことばの認知的諸相について考えを巡らせ、あらためて問題を発見する場として役だてていただければ幸いである。

最後に、この場をお借りして、本書出版の機会を与えたくださった大修館書店とお世話になった方々にお礼を申し上げたい。もう何年も前のことになるが、そもそも山鳥先生にお会いするきっかけを作ってくださった福岡教育大学の石坂郁代さん（当時東北厚生年金病院）と、その石坂さんとの間をとりもってくださった京都大学の山梨正明先生にあらためて感謝申し上げたい。人と人のつながりとは本当にありがたいものである。また企画の段階からお世話になり、辛抱強く原稿を待っていただいた大修館書店編集部の金子貴さんと対談シリーズでお世話になった同編集部の康駿さんのお二人にも心よりお礼を申し上げたい。

二〇〇六年二月

辻　幸夫

第一部

脳とことば、脳と心

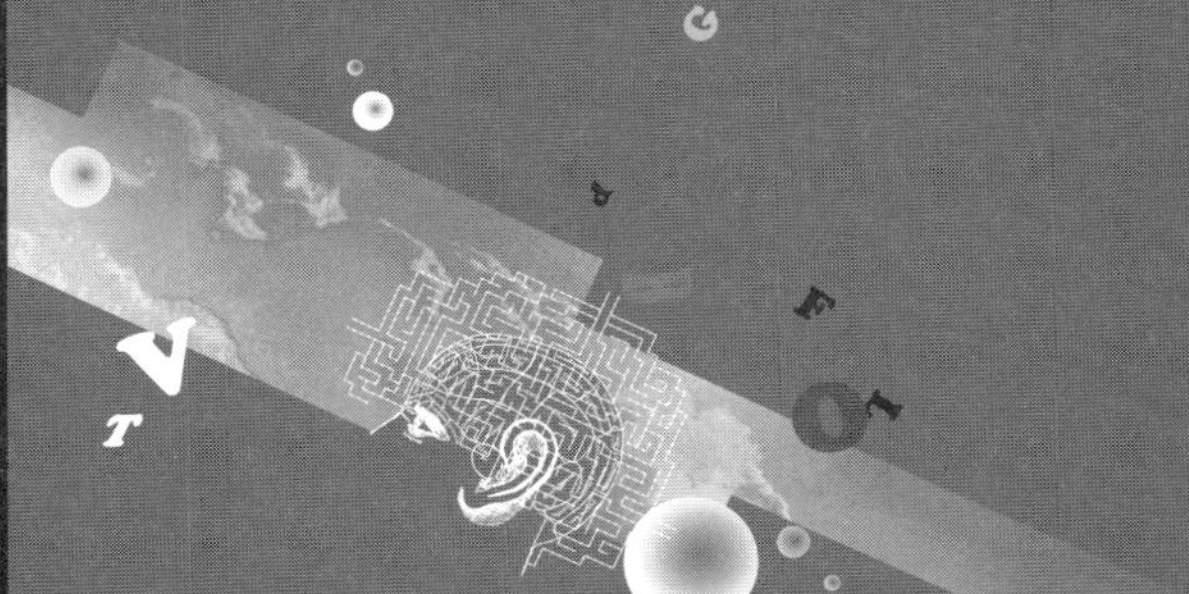

第一章　心と脳がつながるまで

神経心理学事始め

辻　今回の対談の趣旨は、私たちが日々使うことばや、考えたり感じたりする心とはいったいどのようなものなのか、そうしたことを可能にしている脳の働きとはどういうものなのかを、特に脳の高次機能について研究を行う神経心理学という分野の研究成果に注目してお話ししていただくところにあります。山鳥先生はこの分野における日本のパイオニアでいらっしゃいます。

二一世紀は脳科学の時代とも言われていますが、認知科学など医学以外の分野でも、いろいろな機器を用いて健常者の実験や課題測定などを行ったり、あるいは数理モデルやコネクショニズムのようなシミュレーション研究があったり、様々な形で脳の研究がされるようになりました（甘利・外山（編）二〇〇〇）。もちろんことばの分野については言語学者も脳に注意を向けるようになり、脳研究者との共同研究という展開も見られるようになりました。そうした状況の中で、山鳥先生がご専門とされる神経心理学や高次脳機能障害学という分野は、名称こそ変わってきましたが、学問の歴史はとても長く伝統があります。脳に損傷を被った患者さんを主な対象とした症例研究を重ねて、その成果を蓄積し、治療に役だて、脳と心の働きの研究に直接携わってきました。

脳においては、物理・生化学的働きが何百億もの神経細胞によって営まれ、同時に外からは直接見えない心理的主観が働いています。こうした二つの側面の同時進行は、物理・生化学的働きそのものが主な研究対象となるような他の臓器や器官とは事情が異なることを意味しますし、生きている人の脳をやたらと侵襲的には調べられませんので、神経心理学には研究を進める上で多くの困難があるだろうと思います。一方で、蓄積されている症例研究は、昨今、急速に発展するブレイン・イメージング研究を検証する上での妥当性の判断基準も提供していると思います。ここにきて神経心理学の新たな展開が見られそうです。

山鳥先生は、そもそもなぜ神経心理学の中に入ろうと思うようになったのでしょうか。

山鳥　わたしは、今はやっていませんが、もともとは医者で、神戸医科大学（現在の神戸大学）を出まして、大学院では神経生理学を専攻しました。ネコなんかを触らされたりしていたんですが、どうもあまり性に合いませんで(笑)。精神科に逃亡しました。ところが、精神科もあまり性に合いませんで(笑)。

何に興味があるのだろうかと、いろんな本を読んでいたんですけれど、その頃にN・ゲシュヴィント先生の「ディスコネクション・シンドロームズ・イン・アニマルズ・アンド・マン」（*Discon-*

nexion syndromes in animals and man）という非常に面白い論文が出たんですね。私が先輩に教えられて、それを読んだのが、大学院生の三年生頃だったでしょうか。それが面白くて、すごく刺激を受けました。脳損傷による心理的障害というものに興味を持ちました。それで、その頃、京都大学に大橋博司先生とおっしゃる、神経心理学ではわが国の草分けみたいな方がいらっしゃいまして、大学院の最終年には、一年ほど神戸から京都へ通わせていただきました。

ところが、神経心理学的なことを本格的にやるには、土台になるニューロロジーが必要なんですね。日本語に訳すと神経内科学ですよね。当時はこれがあまり日本になかったのですね。少なくとも関西にはどこにもありませんでした。それで、先ほどのゲシュヴィント先生のところに行くのが一番手っ取り早いかと思って、先生の下で勉強させてほしいという手紙を書きました。先生は大変親切な方で、ボストン大学神経内科のレジデントの席を確保してくださったのです。それが最初ですね。

辻　なるほど、そういう背景的状況があったんですね。

山鳥　当時のボストン大学アフェイジア・センターにはゲシュヴィント先生とH・グッドグラス先生の指導の下、F・ベンソンとかM・アルバートとか、F・ボラーとか、J・ブラウンとか、H・ガードナーとか、その後名を成した人がたくさんいました。ちなみに、グッドグラス先生は心理学者で、ずっとアフェイジア・センターの心理学部門を率いてこられました。ベンソン先生はその後、カリフォルニアのUCLAに移り、精神医学と神経内科学の境界にある行動障害について多くの仕事をなさいました。アルバート先生はずっとアフェイジア・センターにおられ、老人神経学や失語症で数々の先駆的研究をなさっています。ボラー先生はパリに移り、INSERM のブローカ研究所を率いています。ガードナー先生はハーバード大学を拠点に、心理学者としての立場から『壊れた心』（原題は *The shattered brain*, 1973）や、『認知革命』（原題は *The mind's new science*, 1985）から始まって、数多くの名著を発表しています。ブラウン先生は微小発生というユニークな理論に基づいて神経心理学を見つめています。アフェイジア・センターも、ニューロロジー・レジデント・プログラムも、ボストン・ベテランズ・アドミニストレーション・ホスピタルの神経内科を基盤に展開されていました。そこで三年間、ニューロロジーと神経心理学の勉強をしました。もっとも、私がレジデントを始めた時にはゲシュヴィント先生はハーバード大学へ移っておられたのですが、他のスタッフはそのままでした。

その後、神戸大学の精神神経科に帰りました。そこでニューロロジーと神経心理学をやるグループを作りまして、その後は一貫して神経心理学をやってきました。

最初は言語障害。それから後は記憶障害や行為障害など、いろいろ幅広く見てきました。あくまで、臨床に固執してきました。患者さんの症状を何とか整理して治療に結びつけたかったのですね。しかし、ただ単に症状を羅列しても、脳の働き方はわからないんで、どうしてそういう症状が立ち上がってきているのかということを、難しいのですが、暗中模索しつつ今になってしまったということです。

辻　そうすると、先生が医学の道に入ろうとされた当時の日本では、ニューロロジーはあまり盛んではなかったのでしょうか。

山鳥　日本のニューロロジーというのは非常に不幸な道をたどりました。明治の二〇～三〇年代頃は神経学と呼ばれ、ニューロロジー＝神経学でした。ところが、その後精神神経科と呼ばれるようになり、精神科がメインの学問に変わっちゃいまして、神経学はつけたしみたいになったんです。メインは精神神経学、いわゆるサイカイアトリーですね。ですから、独立部門としてのニューロロジーというのは、どこの大学にもないまま戦後までできているんですね。日本で独立のニューロロジーのデパートメントができたのは昭和三〇年代になってからですね。最初の頃は神経学会もあったようですが、いつのまにかそれも精神神経学会に名称が変わりました。日本神経学会ができたのは戦後だいぶたって昭和三〇年代のなかば頃だったと思いますね。

辻　いわゆる統合失調症や鬱病など精神神経科が扱うものはわかりますが、外傷や疾患などで脳損傷を受けて、言語障害や記憶障害、あるいは行為障害などを持つことになった患者さんは主にどの科が受け持っていたのですか。

山鳥　それは精神神経科がずっと受け持ってきました。ですから内科的というか、身体的な基盤にたって、それらの認知障害を見てゆくという発想はあまりなかったように思います。

辻　今では心身一如を是とし、身体・心理・環境的要因を統合的にとらえようとする心身医学のようなアプローチもありますし、精神科もかつて主流だった精神分析や認知行動療法などの多様な精神医学的、臨床心理学的研究に加えて、昨今は生理的・薬理的な研究が大きなウェイトを占めるようになっていますね。

山鳥　昔と違いまして、今は分子生物学とか遺伝学などを専門にやっている人とか精神薬理をやっている人など、すごくバイオロジーの方にシフトしている人が増えていますね。それはそれで結構なんですが、逆に精神科で心理的な問題が軽視されるという困った傾向が出ているように思います。患者さんが提示しているいろいろな心理症状を心理症状としてありのままに見てゆくという大切なことがなおざりになっちゃうんですね。現在、複雑な心理症状をきちんと整理し、分析し、考えをめぐらすという仕事がちゃんと行われているのは、むしろわれわれみたいな神経心理学の領域なんじゃないでしょうかね。時代の流れによって研究の関心領域がどんどん動いているということはありますね。

辻　いろいろな意味で面白い現象ですね。

山鳥　現在は言語障害や行為障害などが脳損傷による高次機能障害という大きい脈絡の中で受けとめられるようになりました。脳の画像診断が簡単に行われるようになり、リハビリテーション体系の中に作業療法士や言語聴覚士などの専門職が登場して、医療・福祉の大きな流れの中で、特殊な障害でなく普通の障害として受け止められるようになってきていると思いますね。

▨神経心理学と高次脳機能障害学

辻　今までのお話では、いろいろな経緯はあったようですが、少なくとも神経心理学という名称は、学会名として日本や諸外国にもありますし、現在はすっかり定着していますので違和感はないですね。もっとも、神経心理学は今では広義に考えたらよろしいのでしょうか。伝統のある神経学や症候学を歴史的に基礎として持っている臨床的な神経心理学が扱う領域は、研究プログラム上は臨床神経心理学と呼ぶのが適切ですね。でも、実際に患者さんを診て治療する医療現場では、病院によって神経内科であったり、精神神経科であったりということがあります。あるいは両方ないところでは脳神経外科が診たりするかもしれませんが、そうした例は実際に私も知っています。これはなかなか複雑なことですね。

山鳥　医療のこれまでの発展というか、時代の経過の中で考えてみますと、明治時代にドイツの医療体系を取り入れて大きな枠組みが出来ました。内科、外科、産婦人科、精神科などという疾患別の診療体系ですよね。この大きな枠組みの中で教育体系も作られてきたわけです。神経心理的な症状に限ると、最初はこのような症状はごく自然に精神症状の一つととらえられたのでしょうね。ですから精神科の先生のところへ回された。

ところが内科の中で脳卒中学などが進歩し、脳損傷の部位診断などが手軽にできるようになってきますと、脳卒中患者の示す認知障害は精神分裂病（統合失調症）や躁うつ病などがその代表と考えられているような、いわゆる精神症状とはかなり違っていて、むしろ身体症状に近いものだという認識が芽生えます。そうしますと脳卒中で失語が生じたとしても、これは精神症状だから精神科の先生に任せようといっていた医療の側の態度が変わってきます。脳卒中の一部なんだから自分で見るべきことではないのかということですね。実際に脳卒中を専門にされている神経内科の先生の中には神経心理を専門の一つにされている方がずいぶん増えています。脳神経外科でも同じことが言えます。つまり、認知障害は精神科にゆだねるべき特殊な症状などではなく、麻痺などの身体症状と同じように、神経症状の一部なのだという認識が広がってきたのだと思います。

このことが、治療を受ける側からすると、かえって複雑な印象をお受けになる理由なのではないでしょうかね。

辻　それから、もう一つ、先生のご専攻を指す領域の名称として高次（脳）機能障害学があります。確か、私が正しければ日本失語症学会というのが、ごく最近、二〇〇三年頃でしたか、日本高次脳機能障害学会に名称変更されましたね。これは、失語はさまざまな認知障害の一つであって、失行や失認、記憶や注意の障害など、他の障害と関連する研究が急速に発展してきたという経緯があってのことだろうと思うのですが、そういう理解でよろしいのでしょうか。あるいは先ほどの神経心理学と神経内科・精神神経科の関係みたいなものがあったのでしょうか。

山鳥　おっしゃる通りです。高次脳機能障害というのは舌を嚙みそうな名前で、言葉としてあまりスマートではないですよね。実は私の前任校（東北大学）での私の所属分野は「高次機能障害学分野」でした。脳が一字抜けていますけどね。英語圏には“higher nervous function disorders”という言い方がありますが、おそらくこの表現に相当する日本語として使われたのではないでしょうか。高次脳機能障害学会について言えば、別に失語症学会のままでも構わなかったと思うのですが、学会が取り組んでいる研究内容が先生のおっしゃるように失語症という狭い範囲をとっくにはみ出していたための名称変更でした。脳損傷者がかかえる心理障害をうまく表現する言葉を捜したあげくにたどりついたのが「高次脳機能障害」という名称なのだと思います。蛇足ですが、厚労省はこの名前を行政用語に採用し、脳損傷患者のごく一部に適用し、障害認定を行っています。したがって、行政用語としての「高次脳機能障害」と学問用語としての「高次脳機能障害」には意味内容に相当なズレがあります。前者は厚生労働省が定めた診断基準を満たすときにのみ用いられる用語ですが、後者は誰でも自由に使える言葉です。ややこしいですね。

自然発生的に用いられるようになった用語を、後から行政が採用してがんじがらめの定義を作ったり、学会が採用して名称をある程度独占するような事態が起こると、どうしても部外者には理解しがたいところが出てくるのではないでしょうか。似たような例がほかにもあります。最近、医療関係はもちろん、マスコミでも、「認知症」という病名に頻繁にお目にかかるようになりました。これまで「痴呆症」という言葉でまとめられてきた病態を、用語が差別的だから「認知症」と呼ぶのが望ましいという助言を行政が行った結果なわけですね。そもそも「認知」（cognition）というのは人間の心理活動のほぼ全体をカバーするような大きい概念ですから、認知症というのは、高次脳機能障害でも、精神障害でも、人間の心の病気のすべてを指すことになってしまいます。痴呆

(dementia) というのは知的能力の低下に焦点を絞った医学用語で、歴史的には長い歴史を持っています。言語の本質である記号の恣意性という点からみても面白い現象ですね。

辻 そうですね。今、先生がおっしゃったように、「認知」はヒトの心的活動全体を広く指しますので、「認知症」としますと具体性に欠けたわかりにくい用語になります。痴呆症を認知症にするという厚生労働省の案に対しては、認知科学会、心理学会、基礎心理学会、認知心理学会が連名で反対し、かわりに「認知失調症」はどうかという意見書を提出していました。差別的イメージを喚起するような語を無くしていきたいという行政と関係者の意図は伝わりますが、「認知症」はどうも混乱しますね。

専門用語というのは長い時間をかけて研究者の間で作り上げられてきたものですから、関連概念を示す用語群との意味的対立や相補関係などがあって、いわば意味の場を形成しています。ですから恣意性があるからといっても形式と意味を断ち切るのは容易ではなく、だからこそ新しい結びつき、つまり新しい用語を作ればよいのだと言ってもよほど工夫しないと難しいですね。

第二章　脳とことば

▨形態と機能

辻　そういえば、解剖学も変貌しているようですね。以前、勤務先の大学の委員会で一緒になった同僚に、医学部の解剖学教室の研究者がいました。たまたま出た話で、毎日メスとか持ったりしているのかとたずねましたら、いや、電子顕微鏡を使ったり、コンピュータ解析したりだっていうので、ちょっと驚いたんです。

もっとも、顕微解剖学は基本であって、単に私が無知で想像力が足りなかっただけなんですけれど、細胞内のレベルや遺伝学や分子生物学の領域も入ってきているそうで、まさに精神科と類似した状況になってますね。

山鳥　そうですね。われわれが大学の頃やっていたような肉眼解剖学的な形態から見る解剖学の教室というのは、今や医学部から消滅してしまう危険すらあるんですよね。東北大学なんかでもそもそも解剖学という名称を持つ教室が消えていますものね。

辻　そうなんですか。ただ、解剖学はあらゆる医学分野の基礎であることは間違いないですね。ある構造がどのような機能を持つのかということは、出発点としてはとても重要です。

山鳥　ええ、形態と機能という分け方ですよね。形態は解剖で機能は生理学という、そういう大きい分け方というのは非常にわかりやすいんですが、今はその区別がなくなってきています。ですから医学部出のわれわれ自身が教室の名前を聞いても、その教室が何をやっているのかよくわからないっていう具合になってきましたね。説明を聞かないとわからないんですね。

辻　医学分野は特に専門が細分化していますものね。私もそんなに研究分野の名称で悩まなくてもいいのかもしれませんね(笑)。何をやっているんですかってたずねられましても、学問領域の名称と内容がしっくりとこないというのがあり、よく説明に窮します。

山鳥　話が少し戻りますが、私の分野の高次機能障害学と言うのも、説明しないと何をやっているのか全然わからないんです。いや、説明してもわからないかもしれない。

辻　そうですね。高次機能と言われましても一般の方には確かに想像ができないかもしれないですね。では、低次機能の方は何なのですかとか(笑)。

山鳥　そうなんです。「全部高次じゃないの」と言われたら反論できません(笑)。

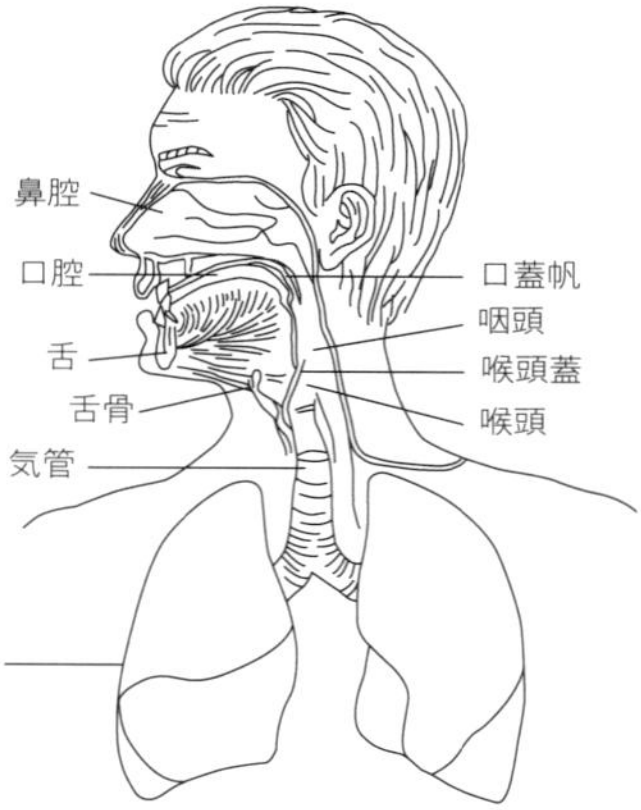

図 2-1　構音に参加する諸器官

▨形態と機能――ことばの場合

辻　先ほどの、医学的には形態と機能というのでしょうか。まずは見えるものから、そのものが持つ機能を特定していくことができそうだというのが、私のような浅学が考える解剖学的な見方です。形態や構造が異なれば、機能も異なるものを持ちうると。実際、胃や腸、あるいは心臓や肺のように、形態的にもカテゴリー形成から見てわかりやすい臓器があり、形態と機能との対応を措定することができます。

ところが、ここで問題があります。本書の主題のヒトの認知活動の一つである言語です。言語とは、脳と様々な感覚器官や運動部位が基盤となって作り上げる高次脳機能が実現する、心的かつ物理・生化学的な現象の一つですね。そして、言語がどうやって生成されるのか、あるいはどのように聴き取られるのかということを考えてみますと、どれ一つとして言語に限定された、言語に特有の感覚・知覚器官や内臓、あるいは運動器官というのはないですね（図2―1）。そもそも、その辺に言語の本質がありそうな気がします。

言語を主題として、脳の形態と機能ということを考えましたときに、循環器や消化器のようにわかりやすく、脳の特定部位と言語に関する機能の局在がすべての人に同じように明確にあればよいのですが、それほど簡単な話ではなさそうです。山鳥先生は神経心理学、高次脳機能障害学の立場から、さまざまな認知的障害を見てこられました。そのご経験から、言語をどのようにとらえていらっしゃいますか。

山鳥　脳機能を土台に言語の働きを見て行こうというのが基本的な立場です。中枢神経系を一応脳という一語でまとめるとして、脳があって言語が可能になるという原則的な立場に立っています（図2―2）。医者のように生物学的な立場でしかものを見たことの無い人間には当たり前すぎる前

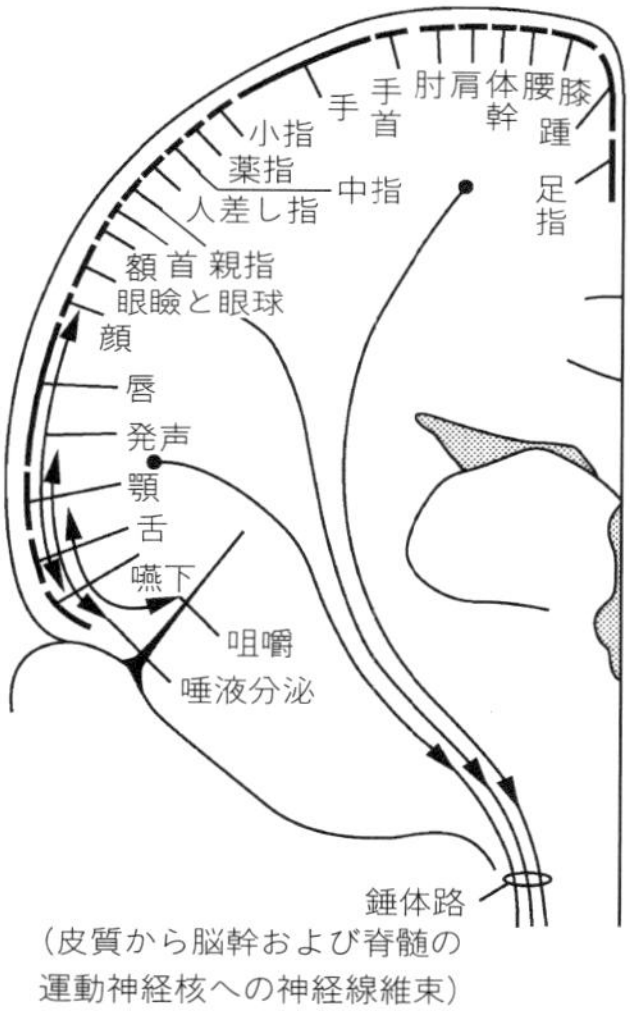

図 2-2　皮質刺激による大脳一次運動野における運動発現部位（右大脳半球野を通る前額断面）

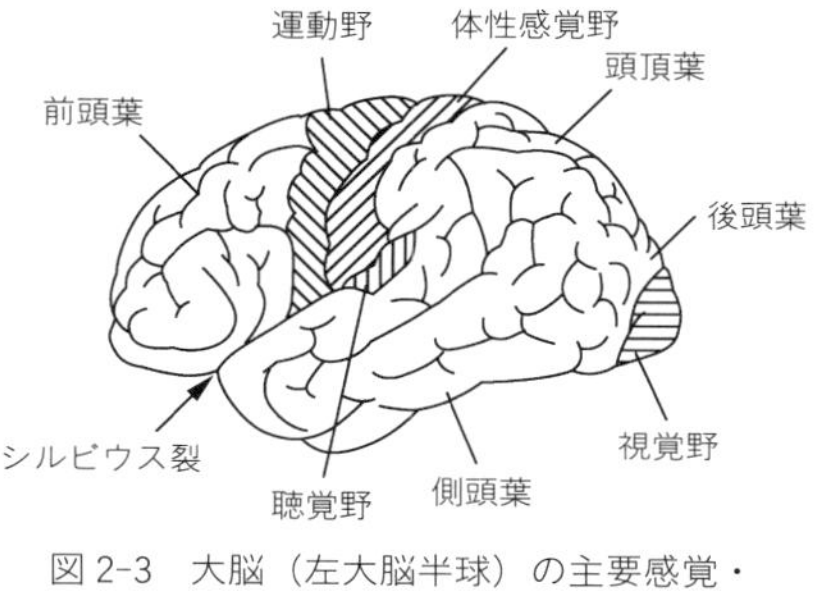

図 2-3　大脳（左大脳半球）の主要感覚・運動領域

提なのですけれども。

ただ、実際には事はそう単純ではありません。脳といっても領域によって違う働きを営んでいます（前頁図2―3）。後頭葉にある視覚領域は視覚処理に特化しています。側頭葉にある聴覚領域は聴覚処理に特化しています（図2―4）。じゃ言語処理も言語領域に特化して行われているのかというと、たちまち事実関係が曖昧模糊としてくるんですね。

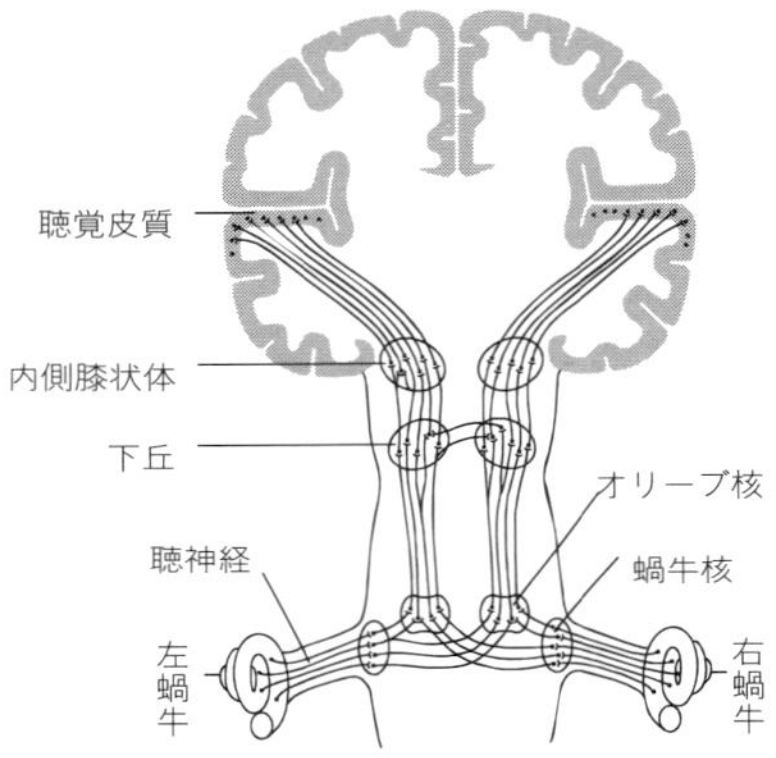

図 2-4　聴覚系の仕組み

先生がおっしゃったように構造があって機能があるわけですが、言語機能を実現するための構造を視覚や聴覚と同じ水準の問題として理解できるかどうかという大きな問題になってしまうわけです。

同じ水準の問題でないことは動物でも視覚機能や聴覚機能は高度に発達していますが、言語は人間にしか発生していないという事実に照らしても、明々白々です。人間の言語機能は動物の脳に比べて一段高い、というか一段複雑な脳によって実現されているとしか考えられないですよね。実際、人間の脳はチンパンジーなど類人猿に比べても、遙かに大きくなっています。たとえば、人間では大脳の重さは一二〇〇～一三〇〇グラムくらいありますが、類人猿の一番重いものでも五七〇グラムぐらいしかありません（Falk *et al.* 2001）。

この違いを脳機能のどのような違いと見るかというのが難しい問題なのですね。素朴に考えれば、人で初めて出現した、猿に認められない新しい脳領域が言語機能を担っているのだろうということになりますが、そんな足し算みたいな簡単な発想で言語のような複雑な機能が理解できるのかどうかということですね。

このあたりの問題が神経心理学では以前から局在論と全体論などという形で論じられてきたわけです。

ことばの特異性

辻　たとえば、言語学では、ことばは形式と意味、つまり音韻・形態・統語と意味というように分けて研究されてきました。特に、形式と意味というのは、今のお話の形態と機能に近似しているところがあります。ところが、ことばの意味というのは抽象的なものであるばかりか、移ろいやすく、科学的研究が後回しになっていました。音声・音韻や形態・統語論的研究が形式化という点で明示的に整理しやすく、取り扱いやすかったということもあると思います。しかも、意味についても抽象的な論理形式としてだけ記述するという方法もあります。形式化しやすいとか、検証しやすい形での記号処理的な形式意味論のようなものですね。そういった説明に置き換えられるものが科学的であるかのように言われることもありました。しかし、それは単なる置き換えであって、結局それがどうしてそうなるのかという、本質的なところの説明には至っていないですし、ある意味トートロジーだと思います。もちろん形式意味論は記号論理的に明示的な説明を可能にしますし、それ自体のレゾンデートルは十二分にあります。ただ、それでも、私が一番知りたい、概念や心的表象と呼ばれるものと言語の関係については、包括的な説明を与えてはくれないのです。

山鳥　そうですね。それはもうおっしゃるとおりじゃないでしょうか。

辻　ですからそういう意味では、言語理論研究だけではなくて、先生がご研究されているような、実際に言語を今まで持っていた方が言語を喪失したり、あるいは言語を含む高次脳機能に障害を持ってしまった患者さんの臨床研究は、ヒトの認知・言語発達研究と同様に、言語学にとっては非常に参考になる大事な分野だと思います。特に失語症研究は、言語の認知的研究にとってきわめて重要ですね。

山鳥　そうですね。私も言語を考える上で、言語が壊れた状態、脳の損傷で言語が壊れた状態の研究が非常に大事だと理解しています。

理論とデータの関係

辻　伝統的な理論言語学では、音韻、形態、統語、意味などをはっきりと分けて構造的に分析する傾向があると先ほど申し上げました。それはそれで一つの考え方であり、方法論であり、良いと思うのです。学問では理論的に整理していかないと対象が見えてこないところがあります。そうした研究上の枠組みを、健常者の脳の働きに対して、たとえばＰＥＴ（陽電子放出性断層撮影）であるとかｆＭＲＩ（機能的核磁気共鳴画像法）やＥＲＰ（事象関連電位）あるいはＭＥＧ（脳磁図）、光トポグラフィーなどを用いて非侵襲的に調べたりとか、脳内の物理・生化学的な変化をとらえて、そこでいろいろな証左を得られたという研究があります。

そうした研究は、言語学と神経科学を結びつけるという意味で双方にとって、とても重要であることは疑いのないことですし、今後、計測精度が上がれば、ますます成果をあげていくものと期待できます。一方で、そのたぐいの研究を端から読みあさりますと、一見したところ説得力があるように思われるのですが、簡単には納得できない場合も多々あります。

まず第一に、言語学側の諸理論が、歴史的経緯から、そうした手法に対して準備が整っていないことがあります。方法論的には、健常者の特定状況下における研究は、つまり管理された実験によるものです。実験とはつまりそういうことですが、そのような状況で機能画像等を撮ったとしても、同一個体の再現性はむろんのこと、果たしてそれがそれぞれ別の個体に通底するような精密な結果が得られるのかというと、それほど簡単なことではないでしょう。高次認知活動としての言語はいろいろな意味で複雑であって、視覚系や聴覚系の中の一次的感覚情報処理のようにはいかない。どこまでが言語として特化できるのか、聴覚や運動との関係はどうか、想起される心像との関係はどうかなど、様々な要因が錯綜するでしょう。近似する弁別的課題から得られたものの引き算的な手法で解釈を試みたり、余計なものが混入しないように綿密に考案されたコントロール課題を用いたり、ある程度、想定のされた純粋なデータを採取しようといろいろな工夫がされています。

ただ、そもそも物理的変化は言語の心理的側面そのものではないので、観察している脳内の特定部位に局在して観察される物理・化学的現象がどのような心理過程に対応するのか、容易には解釈できないと思います。もちろん、このあたりの事情を理解した慎重な研究も多くなされてはいます（川島　二〇〇三）。

山鳥　おっしゃる通りですね。機能画像研究は生身の人間の脳の働きをそのまま測定できるという意味で素晴らしい技術ですし、実際に素晴らしい成果を上げつつあります。ただ、先生がおっしゃるように、この領域の研究成果には常に眉につばをつけて接する必要があると思います。われわれも機能画像研究を行ってきましたが、臨床データを参照するという用心を怠らないようにしてきました。臨床データ、あるいは臨床経験という海図が無いと、どこへ行ってしまうのかわからない不安があります。臨床で認められる事実と整合するものであればいいのですが、整合しない場合はもう一度腕を組んで、データの提示する意味を考え直す必要があります。

それというのも、機能画像が測定しているものは局所の血流（ＰＥＴ、ｆＭＲＩ、近赤外線トポグラフィー）であり、磁場変化（ＭＥＧ）であり、電位変化（ＥＲＰ）であって、心理過程ではないわけです。

当然のことながら血流変化や電位変化と心理過程は似ても似つかぬものです。現象の次元が異なっているわけですから、単純に因果関係を想定するわけにはゆかないですよね。

これは認識論の根底にある問題ですが、あまり真面目に取り扱われていない傾向があるのは悲しいことだと思います。

辻　そうですね。物理・生化学的現象と主観的心理現象がどうつながっているのか、ここが肝心な問題ですね。その意味では、健常者の機能画像と言語の障害を持っている方の臨床画像とを比べたときに、一致があるのかどうか、矛盾はないのかということは、大きな手がかりを与えてくれますね。それと、言語発達途上にいる子どもが被験者の場合は、現段階では技術的な問題を抱えてはいますが、これも将来解決されれば、いろいろなデータが出てくるだろうと思います。

いずれの場合も、同一個体の障害前と障害後、同一個体の発達途上における別段階の比較、あるいは個体群のデータ比較などができれば、本当はそれが理想的だと思います。

山鳥　その通りですね。

辻　そうした実証的な理論や検証方法で補強するというようなことが想定されていなかった言語学では、理論を補強するために実験を行ったり、データを集めることがあるというのが現状のような印象を受けます。こうした傾向は多かれ少なかれ、どの言語理論にもあることだと思います。

▨文法とデータ

辻　ところで、データの収集方法と理論の密接なつながりという点で、言語学では生成文法という名称を用いる特徴的な学派に触れておく必要があります。おおざっぱに言いますと、ヒトは生得的に言語機能を持っていて、すべての人間の言語のみを可能にするような普遍文法にもとづいて個別言語を獲得するというような考え方です。そうした文法を言語学者が構築する場合に拠り所とするデータは母語話者の直感的文法判断です。現実の言語現象は言語以外の要素を含み、しかも場当たり的な要素があるために信頼できない不十分なものであると見なします。生のデータを捨象したきわめて抽象的な原理と変数あるいは規則によって文法を説明しようと試みています。生成文法では、こうした理想化を、よく科学実験上のノイズの捨象になぞらえたりします。ですから実際に言語が作り出される場面から言語だけを分離するのではなく、いわば浄化（＝理想化）するのです。確かに言語の構造を抽象的に一般化して調べようとする場合には、科学的研究の第一歩として妥当な方法であるように思えますが、そうした考え方にはパラドックスがあると思います。個人的能力である文法性判断には揺れがあり、社会的規約としての文法と個々人との間にもずれがあります。そもそも同じ学派の中でも、どこからどこまでが言語あるいは言語能力なのかということや、言語の再帰性という根本的なところでも意見の一致がありません。さきほどの物理・生化学的現象から得られたデータとは逆に、今度は主観的心理現象から得られたデータに基づくわけです。ただ、このことは生成文法に限らず、理論言語学一般にあてはまることではないかと思います。これは重要な点だと思います。ですから、たとえば、「言える」とか「言えない」とか、まずはそのレベルからいろんな議論が生じます。

ここは、やはり言語現象が実際がどうであるのかということをもう少し組織的かつ子細に調べた上で、さらに理論上の枠組みを取り払った上で見ていかないと、データにフィルターが最初からかかってしまうおそれがあります。事実、そうした研究が少なからずあるという印象を持たざるを得ません。

山鳥　私もそういう方面の方と少しは交流もありますし、ディスカッションなんかも少しはしたことがあります。文法というタイプの機能が何かある種独立したものとして与えられているという考えですよね。これって、私なんかにはなるほどそうかっていうふうにはなかなかちょっと思えない。そこまで考えるのはまだ無理だよというのが率直な感想ですね。

というのは、たとえば脳損傷の人で文法だけが壊れたというタイプの障害というのはあると言えばあるし、ないと言えばないのです。たとえば、こんな症例があります。机の上に鉛筆と眼鏡を置きます。「これ、何ですか」と尋ねると、「これは眼鏡、これは鉛筆」と正しく名前を言うことができる。じゃあ、「眼鏡はどれですか」と言うと、「はい。これ」、そして「鉛筆はどれですか」っていうと「はい。これ」って、ちゃんと指示もできる。じゃあ、「その眼鏡で、鉛筆に触ってください」と言うと、これがまったくできない。逆に「鉛筆で眼鏡に触ってください」と言っても、これもできない。どっちでどっちに触るのか、頭の中がごちゃごちゃになるのですね。

念のために付け加えると、「触る」ということばの意味も十分理解できています。さらには、「鉛筆で眼鏡に触る」、あるいは「眼鏡で鉛筆に触る」という文を正しく繰り返すこともできます。

他人からいきなり「鉛筆で眼鏡に触れ」などと命令されることって、決してないことですよね。かなり不自然で人為的な課題です。でも健常な人だとたとえそれがどんな非日常的な課題だとしても、こんな水準で間違うことは決してありません。ですから言語理解に障害があることは間違いないのです。

この場合いったい何が壊れていると考えるべきなのか。文法が壊れているのか、それとも「で」と「に」という機能語の意味がわからなくなっているだけのことなのかを判断しようとするわけですが、なかなか一筋縄ではゆきません。

そこでだけ「それをやれ」って言うとできませんが、まったく違う場面で、「あれ取って」、「ちょっとここ触って」っていうようなことを言うと、自然にできることもある。あるいは、同じ問題でも診察日が違うとすんなりやってくれることも経験します。できたり、できなかったりするわけです。このような事実から考えますと、どうも、文法を操作する、あるいは文法を理解する能力というものが、一つの独立した機能として存在し、かつ、脳のどこかの領域がその機能を専業で担っているというふうには、ちょっと考えがたいところがあるように思います。

いろいろな状況の中で、脳が与えられたいくつかの情報をどのようにまとめ、どのように使うのかという問題を理解するには、記憶つまり経験の働きを考慮に入れなければなりません。いろいろなときにそのことばが使われた状況が、いろいろな組み合わせで記憶に残されているはずです。文法という、単にその法則だけを抽出して、その法則だけを働かせている機能があるとはなかなか考えにくい。その辺は私にはまだよくわかりませんが、文法というものを特殊な人間の能力、つまり動物との連続性を持たない能力とみなすのはどうなんでしょうか。まだちょっとそこまでは言えないんじゃないかという感じはしますけれどね。

辻　文法に関しては、いわゆる失文法とは正確には何なのかという重要な問題もありますね。当然、ワーキングメモリーの障害ということも関係するだろうと思います（苧阪　二〇〇〇）。文法というのはけっして自明なものなのではなくて、まだまだ解決しなければならない問題、整理しなければならない事象が、目の前には数多くありますね。

山鳥　本当にそうですね。文法処理にかかわる問題の背景には、概念間の複雑な関係をどう表現するか、あるいはどう理解するかという複数情報処理の問題が存在します。単語だと意味記憶を動員するだけで理解できるわけですが、センテンスだとそこに含まれている複数の情報を同時に処理する必要がでてきます。そのためには、いったんその複数の単語系列（センテンス）を同時的に意識に残しておく必要があります。これをどううまくやるかということですね。文法には複数情報を一つの意味情報に変換するための、人為的（社会的）約束事という側面があるのではないでしょうか。

▒生得性とモジュール性

辻　このことに関係して、たとえば、日本語を母語とする人の左脳の損傷や病変による症状は、他の言語を母語とする人とは少し違うということもあるそうですが、そうした多様な状況は例外としてしまって、言語学者の中には、脳の解剖学的な領域と、いわばソフトのレベルでもってシンタックス（いわゆる文法）を生み出す機能領域を一緒にしてとらえているとしか考えられないような研究もあります。また、一方ではN・チョムスキーのように、言語が心的器官として、生得的に備わっているというような言い方をする研究者もいます（Chomsky 2000）。

山鳥　文法機能が独立した心的器官として、言い換えるとモジュラーな機能として、生まれる前からすでに準備されているという考え方ですよね。これに関してはそれをサポートするような生物学的あるいは生理学的なデータというのはほとんど無いのじゃないかと思いますけれどね。むしろ、いろんな状況の中で使ってきた、ことばの使い方の記憶が蓄積されて、財産としてあるわけで、うまくそれにはまればことばがわかるし、はまらないとわからないということなのではないのでしょうか。

文法という抽象的部分だけをあたかも実在の法則のように扱えることができる人がもしいるとしたら、そのような人というのは文法教育をきちんと受けてきた人に限られるのではないでしょうか。もし、今まで聞いたことはないが、文法的には正しいセンテンスをいきなり聞かされて、これは何の意味だとたずねられたとします。こんな場合には、今までの言語知識を総動員して、意味を類推することになるのでしょうけれども、普通の会話ではそのような特殊な機能を動員しているとは、ちょっと思えないですね。

辻　なるほど。言語構造の基本的なところは、言語の系列的な記号性からすれば、後知恵ですが比較的単純なアルゴリズムに還元できるかもしれません。しかし、それだけでは実際の言語使用にはまったく歯が立たない。というよりは、そもそも言語にはなり得ないかもしれません。アルゴリズム自体も入れ子型であろうが、最近の用語でいう併合であろうが、ほんとうに人の認知の中で言語に特有なのかどうか納得のいく説明が必要です。このことはアルゴリズミックな文法演算処理を担う言語遺伝子のようなものが仮に見つかったとしても、それだけでは現実の言語は構成されないという事実にどう対処するのか経験的な説明が必要です。

言語学にもいろいろと考え方がありまして、言語は、実際の言語使用に基づいて、さらに様々な認知処理の関与の上に出来上がっていくという仮説もあります。数ある中の一つの例として認知言語学における用法依存モデル（Usage-Based Model：UBM）という考え方があります（Langacker 1988, 2000）。文法を抽象的な規則や制約の体系としてとらえるのではなく、現実の場面において用いられる発話を基にボトムアップ的にスキーマ化して出来上がる、極めて動的な階層性のあるネットワーク的知識としてとらえるアプローチです。山鳥先生のおっしゃった、ことばの使い方の蓄積にも重なる考え方だろうと思います。ですから使用頻度や定着度という考え方が重要になり、言語学でいう音韻・形態・文法・意味というようなものは実は使用に基づく連続性があると考えられます。また言語の実現には個人の能力だけではなく社会的慣習のような要因も深く関与しますので、言語の知識に対しては常に感覚・運動レベルから社会・文化的レベルまで、あらゆる次元でボトムアップ的処理から、一方では同時にメタ認知的あるいはトップダウン的な処理が欠かせないはずです。ですから、統合的な視野を持つ理論的研究は、言語変化や言語変種の有りようの認知的説明にも道を開くものと期待されています。

それから、たとえば、動物的な情動も、ヒトの場合は社会化のプロセスで分化して、さまざまな感情として洗練されていきますが、それにはことばとのやりとりも大きく関与しています。ことばによって感情は制御を受け、行動は統制されていきます。言語は様々な認知系、感覚運動系の働きと相互作用的に、重層的に統合されることによってできあがるものと考えられますね。当然と言えば当然のことなのですが。言語学でもこの二〇年くらいでいろいろな考え方がでてきて、活発な研究が進められるようになってきました。たぶん神経心理学的な立場と矛盾しない自然な考え方だろうと思います。

山鳥　おっしゃるように、言語はさまざまな認知能力の総合としてとらえるほうが理解しやすいですね。われわれは、音波とか、光波とか、皮膚圧とか異質な感覚入力を介して、さまざまな情報を得ます。これを自分の脳の中で、統合し、心像として蓄積してゆくわけです。この心像、抽象的な水準だと概念、具体的な水準だと知覚心像と呼んでよいと思うのですが、この心像に音韻表象を貼り付けることで、語という新しいタイプの心像を創り出します。この段階で、すでに認知過程を総動員しているわけです。語は知覚様式を超えた心的経験の基盤を作り出すわけです。さらに、こうした性質を持つ語が複数個、時系列上に展開されることで、一つの語では表現できない概念が創出されます。さらにもう一段階階層が上昇するわけですよね。このような統合と階層上昇による意味の創出過程は言語という特殊な機能系を想定しているだけでは理解できないのじゃないでしょうか。

辻　おっしゃる通りですね。言語は脳の並列的、系列的な処理と、先生がおっしゃった見逃してはならない階層的な働きによって実現しているのですね。

▨ことばと機能画像

辻　せっかくですので、もう少し文法の問題についてお話をお聞きしたいのですが、神経心理学との関連で思い出されるのは、かつて言語能力といいますか、文法のモジュール性の証拠として、よくウィリアムズ症候群に代表されるような言語サヴァンの事例が取りあげられました。実際のところは、解釈のしようによってどちらにもとれると思いますし、その後、そうではないという研究がいくつも出てきました。それから健常者のｆＭＲＩの機能画像や光トポグラフィーによる賦活実験、事象関連電位などによる課題処理時の関連電位測定などによって、脳内における統語論的処理、つまり文法が抽出できたというような研究もされています。個人的には、プロセスとルールは脳の働きに関する限り、単純には結びつけられないのではないかと思っています。ニューロンのネットワークが次から次にできあがっていく現象が、物理・生化学的原理とプロセスとは別の独立した抽象的文法規則に基づいていると考えるのはちょっと困難があります。このような研究と、実際に先生が診てこられた症例との突き合わせはとても興味深いと思っています。

山鳥　そうですね。文法というのは、たとえば先生が先ほどおっしゃったｆＭＲＩなどで計測した場合、文法的に整合性のない文を聞かされたりするとある特定の場所が光るということがあるわけですね。ただ、実際に脳のその場所が壊れたときに、はっきり文法障害が出るのかというと、そうでもないのですね。（注：「光る」という表現は、血流の増加したところ、という意味。実際には、血流増加率の高いところから低いところへと、何段階かに、領域を人為的に色分けして示している）。

　ですから、そういう特殊なテストをしたときにどこかが光るというのは、それは事実としてあるわけですね。ある実験パラダイムに放り込んで、それでタスクを行えば脳のある部分の血流が増える。この実験事実自体には文句の言いようがありませんが、それは単にそれだけのことなんですね。その実験事実が、脳のその部位に文法処理機構が存在することの証明になるのかどうか。ここには、血流変化から文法へ、というある種の思考の飛躍があります。そのデータがそこに文法機能が存在していることを意味していると考えるのは実験者の解釈です。本当にそこまでつなげられるのかということになると、ちょっとよくわからないですね。

辻　聴覚や構音関連の部位と、様々な感覚表象や概念表象との結びつきなどは、とても複雑ですね。課題の与え方によって、また被験者によって、ｆＭＲＩのような機能画像が出す結果には変異が生じ、何を表すのか特定することは容易ではないだろうと推測できます。

山鳥　われわれもかなり機能画像をやってきましたが、機能画像データが信憑性を持つのは臨床症状との一貫性が認められる場合だけだと一応考えています。臨床症状との整合性はないが、データとしては一貫性があるものが得られるという場合には、そのデータが何を意味しているのか解釈が難しくなります。

辻 健常者の機能画像データと患者さんの臨床症状から得られたデータに一貫性がないというのはやっかいですね。健常者も単純な課題では脳はさぼるかもしれませんし、複雑だと止めようとしても脳はいろいろとフル活動するでしょうし。障害を持った方ですと、それを克服するためにいろいろな代償活動があるかもしれません。そもそも同じ人の健常時の機能画像と、その人が障害を不幸にも被って見せる臨床症状との突き合わせではないと良くわからないかもしれないですね。でも、たとえ同一人であっても、脳の働きはある意味で個別的営みですから、時と場所で異なるでしょうし。とにかく個体差をいろいろと呈する可能性がおおいにありますね。

山鳥 個体差もありますね。機能画像で見ているものというのは、川の流れで言えば、川面の変化だけなんですね。川でなくて、池と考えてもいいし、湖と考えてもいいですけれど、テストパラダイムというのはそこへ小石を投げるようなものですね。小石を投げれば水面が波立ち反応するわけですが、水面下までは見えない。そのときに石が跳ねますよね。三回跳ねるか一回跳ねるか。それはテストパラダイムの投げ込み方によって違いますよね。でも、その撥ね方、水面の波立ち方というのがすべてではなくて、その水面の下には、その川、池、湖を作り上げている膨大な水があるわけです。実体は水面下にあって、その本体の動きは見えないままです。さらに水の下には、泥がたまっていて、その下には石がたまっていていてというふうな、川、池、湖の構造自体がその波を可能にしているという部分は、ここからは見えてこないと思うんですね。

辻　そうですね。本当におっしゃるとおりですね。

山鳥　われわれが臨床で見ているのは、構造全体なわけです。脳損傷では、多くの場合、構造全体が崩れるわけですからね。そういう差はあるんじゃないでしょうか。

辻　その構造もいわゆる解剖学的な構造ということだけではなしに、ある個体が脳全体でどういう構造を形作っているかという、その個体の歴史に根ざしたものですね。ですから、病巣と症状と言いますか、障害された機能との対応に関する解釈は一筋縄ではいかない。だから患者さんひとりひとりの症例を丹念に診て、そこから一般性を探ろうとする症候学の集大成があってこそ、逆に個々の症例にも向き合えるということでしょうか。非常に困難な道のりですね。

山鳥　それはもう大変面倒なことで、簡単にはいかないですね。手っ取り早くデータを出してとにかく発表するという、現代の学会風潮からいうとあんまり歓迎されない分野かもしれません。

辻　臨床神経心理学の重要性は、まさにその大変さの中にあるのでしょうね。

言語学でも同じようなことがあります。形式と意味のような対応関係ですね。これは抽象的議論が可能ですが、実際の言語現象は、発話と解釈を成り立たせるものとして、厳密にはいわゆる言語に限らない要素も入り込んできます。たとえば、適応行動としての言語という視点から考えますと、従来の分け方でいえば意味論や語用論に重点が置かれますので、理論言語学があまり好んでは扱わない、どちらかというと実りはすぐには得られないというところがありますね。一方で、統語論など形式のかかわる研究は、実際は意味論や使用場面を捨象して単純には理想化できるものではないのですが、それでも立場によっては、「文法的である」とか「そうでない」とか、「言える」とか「言えない」とか、これは操作しますと結論が得られますのでわかりやすい。

山鳥　機能画像の研究も今先生がおっしゃったように、まさに操作するわけですね。違う操作をすれば、違う反応が得られます。意地悪な言い方をすると、いくらでもデータは出るわけですけれども、そのようなテストパラダイムの工夫だけで、本質的なものに到達できるのかどうか難しい問題です。今後、一〇年、二〇年の研究成果を見ないと、よくわからないですね。

辻　言語学の場合は、あくまで理論的な言語学のやり方ですが、何十年もの蓄積の中には重要な成果が出てきていますが、確定的なことはまだまだよくわからないですね。

それから先ほどのお話でいえば、健常者の機能画像にも個体差があるということですから、統計学的に有意な個体数を精査しつつ、個体差を生み出す脳の可塑性を考慮に入れなければならないでしょう。大変な作業だろうと思います。確実で良質のデータを与えてくれるという意味では、一個体がある損傷を受けたとき、その前後でどういう働き方の違いを局所的・全体的に提示するのかという臨床的研究が、動的な脳のメカニズムを知る上で非常に大事になってくると思いますね。

山鳥　そうですね。そういう臨床の研究というのは歴史も長いし蓄積もありまして、非常に大事な領域だというふうにわれわれも認識しています。

辻　確かに、山鳥先生が先導されてきた研究領域には、質、量ともにたいへんな研究蓄積があります。長年、言語や記憶などの高次認知活動をつまびらかにしてきた神経心理学の研究成果に対して、言語研究一般は一層の注意を向ける必要があると思います。共同研究がもっと推進されるといいですね。

　その意味で、ヒトの言語とは何か、ヒトはなぜ言語を使うのかということを考察しようとする際に、言語の発達研究と同じく、神経心理学の諸研究成果、なかでも失語症の研究成果は理論言語学にとっては欠かせない柱の一つだと思います。

第三章　ことばの障害の大脳地図

失語症と脳

辻　ヒトの脳は、日々の思考や行動など、ほとんどすべての営みに関与する中枢神経系を形成していますね。私たちには意識があって、何らかの意志をもって物事を考えたり行動したりします。それには認知活動が関与します。中でも言語は人類が高度に発展させてきた記号系で、思考や行動の土台の一つとしての役割を担っています。山鳥先生のご専門領域では、認知能力や行動が脳の障害によって損なわれる症例を研究することで、脳と心の働き方の解明だけではなく、患者さんの治療にも役立てていらっしゃいます。そうした障害には、おおむね「失語、失行、失認」がありま す。とりわけ失語は、人の知的生活や社会的生活に対して顕著な影響を与えるにもかかわらず、心理的側面が大きくてわかりにくいところですね。先生が長年にわたって、患者さんをいろいろと診てこられて、あるいは研究されて、重要な症例があると思います。

山鳥　中枢神経系、とりわけ大脳と脳幹を含めて、いわゆる「脳」と総称されている臓器は人間の心を創出するきわめて重要な臓器です。この領域に存在するニューロンの数は膨大なもので、そのニューロン・ネットワークが作り出す働きも膨大です。決して均質ではありません。この脳になんらかの器質的な損傷が生じますと、意識から意志にいたる心理的活動のどこかになんらかの異常が生じます。その代表として古くから知られているのが、先生が今挙げられた、「失語・失行・失認」ですね。

辻　まず失語についてお伺いしたいと思います。失語症は以前から、おおまかには、運動性（表出性）失語と感覚性（受容性）失語に分けられてきました。いわゆる、ブローカ失語とウェルニッケ失語ですね。学生の頃、そう教わりました。ただ、このブローカ領域やウェルニッケ領域というのは、いろいろと調べてみますと、いわゆる解剖学的なブローカ領域やウェルニッケ領域というのが言語機能とかっちりと対応して誰にでも同じようにあるわけではないですね。臨床例を見ると両領域に病巣があるからといって、典型的な症状が誰にでもあるわけではないとのことですね。ブローカ領域は発語・構音にかかわるだけではなく、音楽的リズム構成などにも関係し、最近話題のミラー・ニューロンもあるとされているところです（Gallese *et al.* 1996）。

神経心理学的には失語の障害が構音上のものなのか、理解にかかわるものなのかなど、症候として整理がなされていますが、失語症診断の手引きを見ますと、タイプ別にいくつもの名称や症状のあることを知って驚きました。テキストによっては分類や名称が異なることもわかりました。利き腕や性差や発達段階、遺伝や育った言語環境も失語の多様性を生む要因になっているということもありまして、一応、自分なりに整理はできましたが、いささか当惑も感じたというのも正直なところです。

山鳥　失語症は症候群と考えるべきで、誰にでもいつでも同じ状態が生じるわけではありません。症候群というのは症状の組み立て方、あるいはパターンが比較的似通っているものを一つにまとめて整理する方法です。たとえば、今挙げられたブローカ失語を例にとりますと、ブローカ失語というくっきりした病態があるわけではなく、発語量の低下、努力性の発話、喚語能力の低下、構音の不整（失構音と言います）、復唱の障害、プロソディの障害、書字能力の低下など多くの症状から成り立っている症候群です。この症状のすべてが必ず揃うわけでもなく、それぞれの障害の程度もさまざまです。教科書はいわばひとつの抽象ですから、きれいに整理されていますが、実際には病巣の大きさ、病気の程度、患者さんの年齢、合併症状の有無などさまざまな要因が症状形成に影響します。実際の患者さんに接すると、その複雑さが実感されます。

辻　おっしゃる通りですね。ちょっと横道にそれて恐縮ですが、これから理論的な言語学を専攻する院生には失語症の臨床経験を必須科目にしてもいいのではないかと思うことがあります。ビデオやCDのような教材でも良いと思います。私個人の無責任な考えですから実現などしたら学生や院生には迷惑でしょう。でも、実際に、言語の壊れた様々な症候を目の当たりにすると、言語理論への取り組み方に現実味が出てくるのではないかと想像します。神経心理学も当然必修科目です。

言語がいかに他の認知系と複雑に連携しているか実感できると思います。少なくとも、あまりに抽象に傾きすぎて、すべてを説明しているようでいて、実は十分な説明は何もしていないような言語理論に対して、実証的な広がりと手がかりを与えてくれるきっかけになるだろうと思います。

▨ブローカ領域

辻　現代では、失語症を引き起こす責任部位はブローカやウェルニッケだけではなく、角回や縁上回、弓状束、シルビウス裂周辺など広範な言語関連領域、大脳内側部や間脳などの関連も明らかにされてきていますね（図3―1）。ただ、一般にはブローカ領域やウェルニッケ領域が代表格として知られています。歴史的には、ブローカ領域が最初に登場したようですね。

山鳥　ええ。最初に外科医で、人類学者のP・ブローカが一八六一年にルボルニュという名前の患者さんの報告をしたのが一つのエポックです（Broca 1861；萬年他　一九九二）。

　この人はかなり長いこと、二〇年ぐらいパリのビセートルという病院に入院していたのですが、入院中しゃべれないんです。「タン、タン」という二音節しかしゃべれない。しかもまるでしゃべれなくなっているにもかかわらず、意外にも相手がしゃべることはだいたい理解できていたといいます。それで、病院では「タン」というあだ名が通称になってしまっていたといいます。

　このタン氏が足の病気にかかって、外科医であるブローカのところへ回されたのですが、亡くなってしまいました。それで、ブローカが剖検したんですね。彼は人類学もやっていましたから、頭蓋の構造や脳の構造に非常に造詣の深い人でした。剖検したところちょうど、今で言うブローカ領域を含む左前頭葉下部に大きな軟化巣が見つかりました。

その後、ブローカは類似症例を集め、左大脳半球前頭葉が言葉をしゃべる中枢であろうという説を立てることになります。現在、ブローカ領域は、左の前頭葉を上・中・下の三つの水平に走る脳回に分けて、最下段、すなわち下前頭回という脳回の後方三分の一の辺りに定位されています（次頁図3―2）。

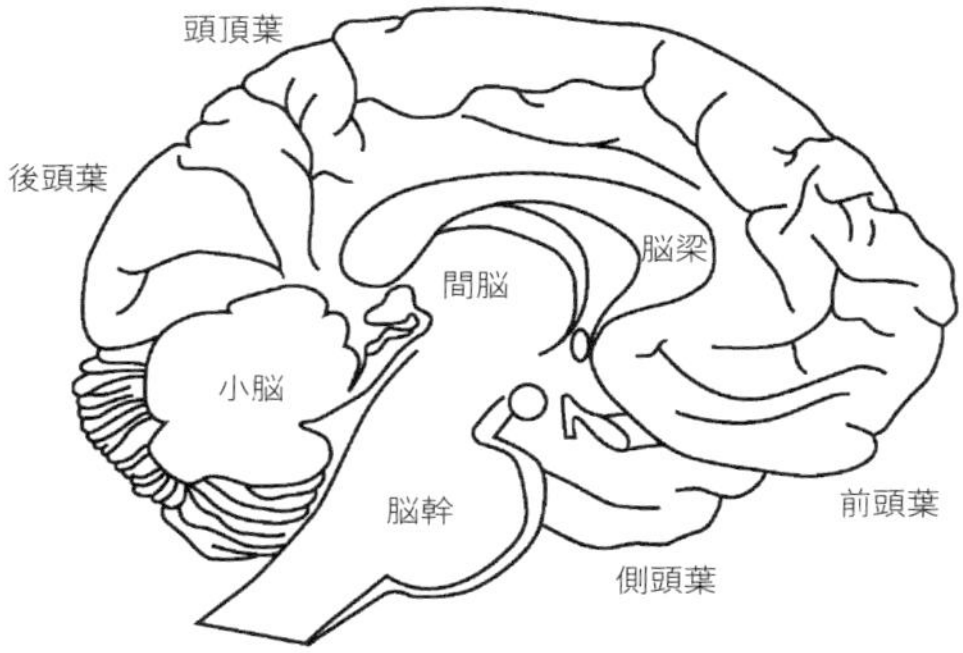

図 3-1　大脳内側面と小脳・脳幹部の矢状断面

ブローカ領域は長い間重視されていまして、ブローカ領域が壊れるとブローカ失語になると考えられてきました。ブローカ失語とは、「タン、タン」で代表されるようにことばが出なくなるのが特徴です。発語が極端に減少しますが、理解は比較的保たれます。しかし、実はこのブローカ領域というものには曖昧さがつきまとっています。かなり早くから、ブローカ領域だけが限局性に障害されてもそれほど重篤な言語障害は起こらないことが散発的に報告されていたのです。つまり、「ブローカ領域は発語に本当に必要なの？」という疑問ですね。

それがはっきりしてきたのは特に手術を通してでした。ブ

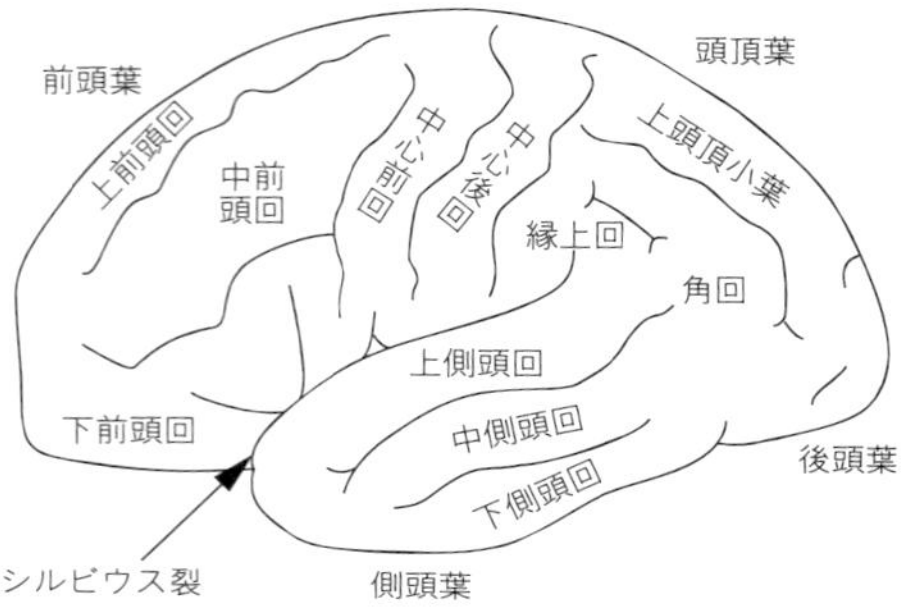

図 3-2　左大脳半球の解剖学的領域

ローカ領域を切除しなければならなくて、そこだけを限局的に手術した例があるのですが、ブローカが報告したような重篤な失語は起こらなかったのです。非常に幸運な場合だと、言語障害がほとんど残らなかった。
　そこで一九七〇年代に、ボストンの人が中心になって、ブローカ失語の定型例で重篤な発語障害のある人を何例か集めて整理したところ、病巣が非常に広いことが明らかになりました。確かにブローカ領域は必ず含まれてはいるのですが、その下の白質や後方の白質にも病巣がありました。つまり、定型的ブローカ失語は、病巣が広範なことがほとんどだ、ということですね。

辻　左下前頭回後方だけではなく、中心前回やシルビウス裂周辺なども。

山鳥　ええ。ですから今の定説はブローカ失語を起こす領域はブローカ領域とイコールではないということです。

辻　いわゆる近接部位も損傷を受けていたのですね。

山鳥　そうですね。近接部位も広範にしかも深部まで損傷されないと、それほど強い発語障害は起こらないのです。ではブローカ領域というのはいったい何なのかということになりますが、これは基本的には機能領域としての名称です。言語に関係する非常に大事な機能領域であって、解剖学的に特定できる領域とは少々違うということですね。

辻 冒頭でお話に出ました形態と機能の解剖学的な特定が困難であるとは、こういうことなのでしょうね。

山鳥 脳の場合は形態と機能の関係が複雑で、一筋縄ではゆきません。心臓なら血液循環、消化管なら栄養物質の取り込み、皮膚なら外界からの保護と、ある程度形態と機能には誰にでもわかるはっきりした関係があります。しかし、脳の場合、構成要素のニューロンは電気信号を他のニューロンへ伝えるか伝えないかという基本的機能を持っていますが、脳全体としては個体を環境に適切に適応させるという大きな機能を持つとしか言えないところがあります。脳の部分部分に循環や消化と同じような水準での、なんらかの特定の機能を割り当てることは難しいのです。

▨ウェルニッケ領域

辻 ブローカ領域と同様に、ウェルニッケ領域も確定的ではないと理解していますが、一応、解剖学的な領域がありますね。

山鳥 はい。これは側頭葉の、これも三つの脳回に分けまして、今度は前頭葉と違って一番上の脳回です。上側頭回の後ろ三分の一の辺りを、一応ウェルニッケ領域と呼んでいますが、学者によって範囲はかなり違います。

辻　学者によって範囲が異なる一番大きな理由は何でしょうか。

山鳥　みなさん、自分の経験、自分のデータを根拠に領域を推定しますから。たとえば、W・ペンフィールドは大脳皮質を直接電気刺激して、言語障害を生じたところをマップしていますが、この領域だとそれまでの臨床家が想定していたよりかなり広い範囲になっていますね。

辻　ウェルニッケ失語の場合もブローカ失語と同様、病巣によっては症状が出にくい場合があるようですね。一方で、角回や縁上回などの損傷でも出る場合があるとか。

山鳥　ええ。ウェルニッケ失語の場合ですが、これも病巣がウェルニッケ領域だけに限局した場合、一過性で終わることがあります。

辻　山鳥先生のご経験された症例では、病巣があるのにもかかわらず、症状が二四時間以内に消失した例もあったそうですね（山鳥　一九六五a）。

山鳥　そうなんですね。あるいは次のような、稀な報告もあります。つまり、死後の剖検で、ウェルニッケ領域に病巣が発見されたのですが、生前には言語障害が何一つなかったというんですね。いずれも原理的に似たようなことがあるのかもしれません。ウェルニッケ失語の場合も、その領域が本当に限局的にやられた場合はそれほど強い障害は起こらない。やはり比較的病巣が広くないと、強い理解障害が起こらない可能性があるのかもしれないです。

辻　そこがたとえば何らかの限局的な損傷を被って、一過性の顕著な言語障害が起きても障害が戻ってしまう場合があるということは、先程の全体的な適応行動ではないですが、代償がなされたということでしょうか。基本的に大脳の神経細胞の損傷は不可逆的でしょうから、障害を受けていない他のニューロン群の関与がなければ回復は不可能だということになります。病理学的な見地から言って、病巣や障害箇所が治癒したということではないですよね。

山鳥　そうですね。でもブローカ領域に比べればウェルニッケ領域のほうが、コンシスタンシーは高くて、基本的には非常に大事な領域だと思います。ただし、ここから先が話がややこしくなるんですけれど、病巣から言語領域を推定する方法の他に、電気刺激による言語領域の同定方法があります。さきほど触れました、ペンフィールドのやり方ですね。というのも、脳外科的に病巣を切除しなければならないときになるべく言語領域を避けたいわけです。

簡単な言語反応をみながら、同時に脳に電極を置いて刺激をするわけです（Penfield & Roberts 1959; Ojemann 1983）。たとえば、絵をみせながら、その絵の名前を順番に言ってもらう。その間にいきなり電流を流すわけですね。そうすると刺激をされている間は名前が言えなくなるとか、あるいは刺激をされている間は名前を間違うような部位が出てきます。こういう場所をていねいにマップします。あるところは言語の理解に障害が出る、また別のところは名前を言わせるときに障害が出るというわけです。その経験から出てくることは、臨床で私らがテキストに書いているような連続した領域としてのウェルニッケ領域とか、ブローカ領域というのは多分ないみたいなのですね。ある部位の刺激で障害が起こっても、そのわずか横では、障害が起こらないなどということがあるようですね。ブローカ領域の中ならどこでも言語障害が引き起こせるということではないのですね。

辻　皮質の表面的な地図として簡単にとらえてはならないという注意が必要ですね。

山鳥　そうなんですね。不連続な形で、言語障害を引き起こす部位がモザイク状に集まっているみたいなんですね（Ojeman *et al.* 1989）。

神経ネットワーク

辻　実際に言語の表出や理解には、いろいろな領域が賦活しますが、たぶんネットワークとして並列分散的に働き、どこかで統合されているのでしょうね。

山鳥　ええ。たとえばウェルニッケ領域で見ますと、ある場所を刺激すると名前が言えなくなることが観察されます。ところがその一センチ横を刺激しても、全然何も起こらない。さらに一センチ横を刺激すると、今度は名前が言えない。その一センチ下だと全然障害が見られないとかいう具合になっている。連続的でなく、離散的にある狭い領域のニューロン群を刺激したら何か起こり、その近接領域を刺激しても何も起こらないという事実があるんです。これはウェルニッケに関してもブローカにしてもそうなんです。

つまり、病巣から組み立てたデータですと、あたかも一つの領域すべてが言語に関係する領域になっているように見えますが、実際のニューロンレベルになりますとそうではない。言語活動に参

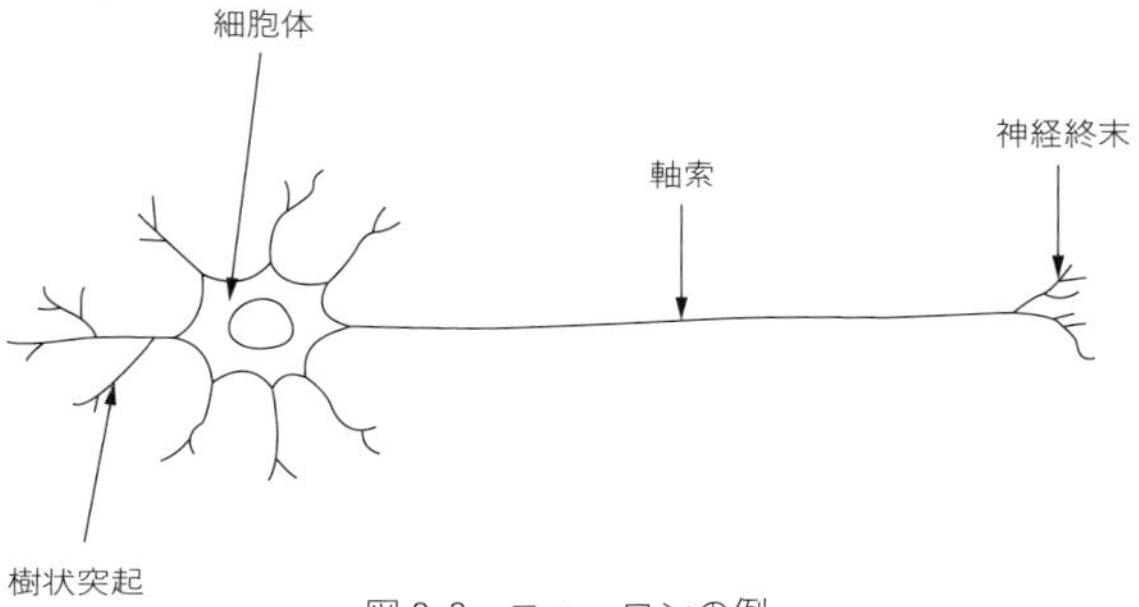

図 3-3　ニューロンの例

加していている小さな領域がいっぱい集まっているというイメージですね。ノード、つまり結節点がいっぱいあるということのようです。非常に広範囲なネットワークの、一つのノードに電気が流されると通常の神経活動が妨害され、障害が出るわけです（図3―3）。

こうした電気刺激の例から言いましても、ウェルニッケ領域とか、ブローカ領域というのは、広がりが人によって違うと考えたほうが正しいと思います。

辻　ニューロンのネットワーク（回路網）のでき方には当然ながら個体差があるでしょう。それも局所だけではなく全体的に。なのに、同じように働いている。そのあたり、どうなっているのでしょうね。

山鳥　時々学会で脳外科の先生などの報告を聞きますと、エッと思うような症例があります。ウェルニッケ領域が通常の部位に比べて、もっとずっと前方かつ下方にずれていたりすることがあるようですね。

辻　仮に、解剖学的に人間の脳が持っている何百億というニューロン全部を個別的に特定できたとして、それに番号を付けて、ある領域の何番のニューロンはこういう働きをするというようなことはあまり意味がなく、まずできないということになりますね。

山鳥　できないと思います。脳の基本はニューロンのネットワークで、多分クリティカルなノードはあちらこちらにあると思いますが、それらが全体として働かないとなんらかの機能を実現することはできません。電気刺激をすると確かにその時障害が起こりますが、ではその場所に病巣ができたとして、その小さい場所だけの切除ですむような病巣だとしたら、その部分だけを切除して、継続的に何か障害が起こるかというと、多分何も起こらないだろうと思います。

辻　当然、そのネットワーク自体はノードをいっぱい持っているでしょうから、一つのノードが損傷を受けたとしても、他のネットワークがもし形成されるような刺激が与えられれば、活性化する、賦活するわけですね。何らかの傾向はあっても、時に応じたアセンブリを構成する。そうすると特定することはなかなか難しくなってきます。ノードの多い重層的ネットワークは壊れにくいですものね。

山鳥　冗長性（リダンダンシー）を持つ、非常にタフな構造だと思います。

辻　これまでその神経ネットワークが扱ってきた処理が、他の経路を介しても活性化するという意味ではバックアップ体制ができていると言えなくもないですね。

山鳥　ええ。それからもう一つ面白いのは、発語と理解では構造が違いまして、理解のほうは、脳損傷の範囲がかなり広くても回復し得ることが多いのです。ところが出力、しゃべるという能力に関しては、ブローカの症例でもそうですが、なかなか回復しない。出力というのは割合、その機能を他の部位に引き受けてもらいにくいのです。つまり、理解のほうは左半球が壊れていても右半球が理解してくれるのかもしれないし、あるいは損傷を受けた部分の周辺が理解してくれるかもしれない、結構リダンダントな能力を持っているんですが、出力側というのはそういうリダンダンシーが少ないですね。

辻　それは、出力である発語とは、まさに構音・発語運動そのものですから、運動野にかかっているということでしょうか。

山鳥　ええ、運動野というか、正確には運動と何らかの関連を持つ領域にかかっているほうが、回復が難しい。

辻　言語自体が行為であるということから考えてみますと、その行為を可能にするような並列かつ系列的で、複雑な表出的運動をつかさどる運動野や運動と関連する領域に損傷があれば、言語自体も障害を受けるということなんですね。

山鳥　運動表現には正確な神経プログラムが必要で

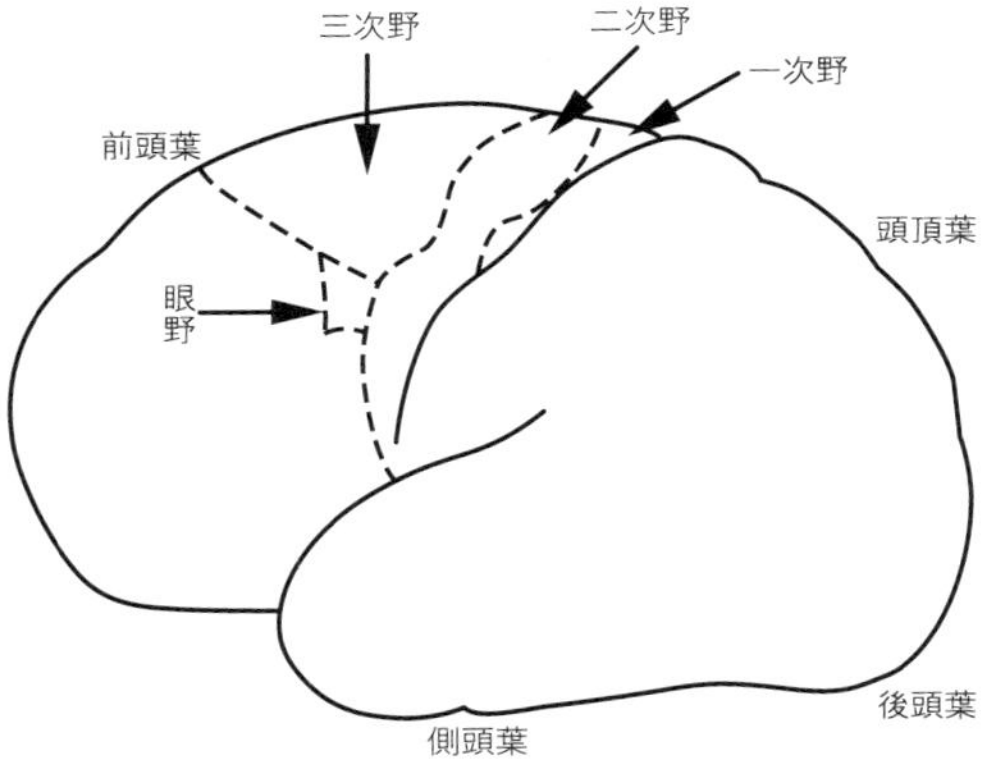

図 3-4　大脳皮質の運動野・運動前野

す。正確なプログラムが無いと、実際に一定の筋肉群を一定の順序で収縮させたり、弛緩させたりすることは不可能です。そのような正確なプログラムの実行は比較的限定した領域に任せないとうまくゆきません。いろんなところが同時に似たようなプログラムを送り出したのでは、その命令を受け取る前線の運動核としてはどれを実行すればよいのかわけがわからなくなるでしょう。

ところが理解ということになりますと、ある程度領域が分散していても仕事ができるのですね（前頁図3―4）。

ことばと左右半球

辻　今、山鳥先生がおっしゃった言語の理解ということに関連しますが、聴くという入力の方に障害がある場合を考えてみたいと思います。具体的にはウェルニッケ領域の、たとえば聴覚第一次中枢に損傷があった場合、つまり部位としては側頭葉ヘッシュル回の両側破壊というのでしょうか。

山鳥　聴覚情報を受け取る最初の大脳領域、つまり聴覚一次受容野は、解剖学的にはヘッシュル回という名前がついています。ヘッシュル回は左右大脳半球にあります。左ヘッシュル回の後方から上側頭回の後方に広がるのがウエルニッケ領域ですね（図3―5）。

辻　この場合には、おおかた、聴力に障害が生じますね。しかし、関連する症例報告をいろいろと読みますと、私が不思議に思うのは、利き腕がどちらにあるのかということ、つまり右利きの人の場合と左利きの人の場合では違う症例のデータがあり、聴力障害に加えて理解力に個人差が出てきていますね。すると、ウェルニッケ領域の場合も同じように左にあるだけではなく、機能としては右半球でも代償しうるということなのですか。

山鳥　ヘッシュル回が両側損傷されますと、聴覚情報はいっさい大脳へ入らなくなります。この場合は何も聞こえなくなります。皮質聾と呼ばれています。もし左のヘッシュル回だけが限局的に破壊されたと仮定しますと、この場合は幸いなことに何も症状は出ません。ちゃんと聞こえるし言葉も理解できるのです。つまり聞こえるかどうかということであれば、左右どちらかのヘッシュル回が機能していれば聞こえるのです。

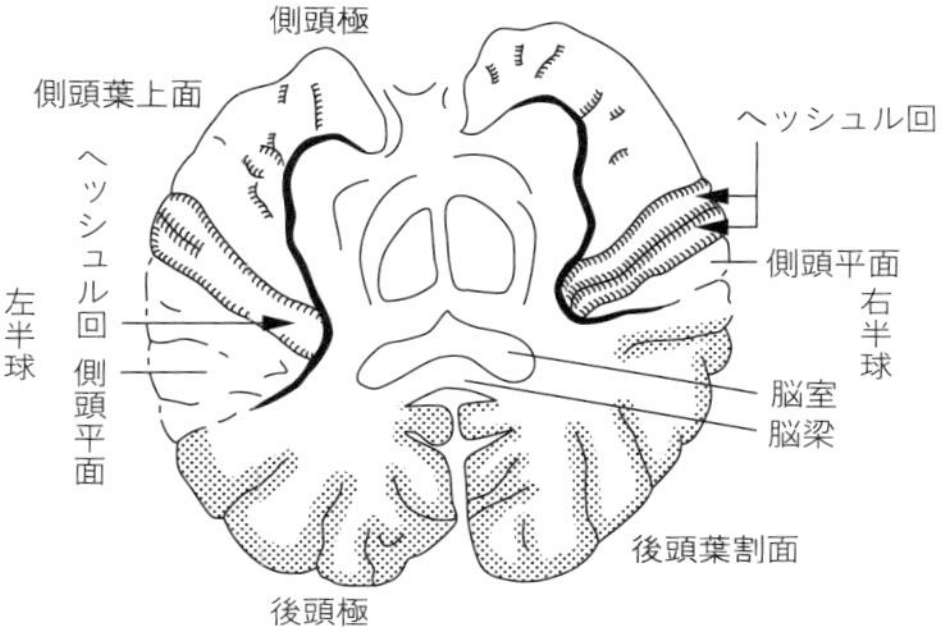

図3-5　1次聴覚野（ヘッシュル回）とその後方の聴覚連合野（側頭平面）：シルビウス裂に沿って大脳を切断

　ところが言葉の理解ということになると、先生がおっしゃるように左右の大脳半球で差が始まります。ウエルニッケ領域というのは主として左大脳半球に定位されるわけですよね。ですが右半球の対応領域、この場合はウエルニッケ領域とは呼びませんが、この領域もことばを理解する能力を潜在的に持っている場合があるようです。失語症でみられる理解能力の回復はこの右半球の対応領域の代償によるものと考えています。

ところが機能画像による研究などを見ますと、むしろウエルニッケ領域の周辺、つまり左半球の残された領域で代償されるのであって、右半球が代償するのではないのではないかという説も出ています。まだよく分かっていません。

辻　左右どちらに代償しうるかはともかくとしても、もともと機能のあった半球の周辺部位にあるとした場合は、脳神経ネットワークの結び付き方が、同じ半球のほうが近いということが関係しているからでしょうか。

山鳥　それはありますよね。

辻　同じ半球の方がネットワークが密にできているという可能性があるからでしょうか。発語のような複雑な系列的運動を生み出すところは同じ半球で集積している方が合理的かもしれません。でも脳梁を介してのバックアップや協働部位が反対半球にもあるというのもフェイル・セイフという意味では自然であると考えられますが、そうではないんですね。

山鳥　それも単純にはいかないんです。たとえば子どもの場合、左半球を完全に失ったとしても右半球が言語能力を発達させることができます。それは完全ではありませんがかなりの水準に達します。

辻　劇的ですね。確か、三歳くらいだったか、ジョンズ・ホプキンス大学での左半球全摘手術の子どもの術例があって、右半球で問題なく言語を獲得したという例をどこかの論文で読んだことがあります。

山鳥　その例は知りませんが、左半球全摘の例は結構蓄積されています。最近の報告ですと、五歳で左半球を切除された後、順調に成長し、大学を出て、就職もしているというのがありますね。この人は言語的にも言語以外の知能についてもほぼ正常の水準にあると考えられています。もっとも、複雑な言語弁別になると成績は落ちるようですが（Valancker-Siditis 2004）。

辻　子どもの場合、どのような機能を持つべきか、特に言語の獲得については周りからの適切な言語刺激があるかどうかということで決まってくるのでしょうが、それにしても脳の使い方にはかなりの融通性といいますか、可塑性があるんですね。大人は別でしょうが。

山鳥　はい。大人の場合はそうはいきません。

辻　それは、すでに一側化が進み、左右半球の効率的な分業体制が確立しているから、子どもほど、どこを使おうかという自由度がないということですね。でも、大人でも脳梁を介しての情報のやりとりで多少は両半球の協働やモニターがあるので、人によっては代償もあるのではないですか。

山鳥　ええ、リザーブ能力は反対半球にもあるとは思います。

▧利き手と言語半球

辻　さきほど、ウェルニッケと利き手のところでお話ししましたが、インプットや理解に限らず、言語的な機能が全体的に見てどちらの半球に集中するのかということを考えるとどうでしょうか。学生の頃は言語機能は左脳にあると習いましたが、その後、必ずしもそうではないと知りました。理屈からは、利き手の違う人で、それぞれ言語機能の優位性を見た場合、左半球が主、右半球が主、左右両半球ほぼ同等、左右半球両方だけど主従があるというように大ざっぱに分けられます。統計資料からは左優位ですが、ではなぜそうなのか。それにもかかわらず、最初から右にある人もいる。左利きの子どもは右を使うこともさせられたりしますし、発達を考えると難しいですが、損傷がなくても、なぜ場所に変異があるのかということについて、現在までのところで言えることは何かありますでしょうか。

山鳥　利き手と言語半球優位の問題ですね。確かにこれは難問で、全例で言語は左半球が引き受ける、というようなはっきりしたことになっていてくれれば、われわれも悩まなくてよく、大変有難いのですけどね。

利き手が右の場合、言語優位半球が左に存在する確率は九〇パーセントを遥かに超えます。問題は左利きの場合ですが、普通は左利きと両手利きを合わせて非右利きとまとめて考えます。なぜならこの二つのグループは生物学的には等質と考えられているからです。非右利きの場合でも基本的には言語優位半球は左に偏っていますが、その確率が右利きの場合よりはずっと低いのですね。研究者によって得られたデータは少しづつ違いますが六〇パーセントから七〇パーセントくらいでしょうか。しかも左半球優位といっても、個体によってその程度にも差があります。どの程度左半球

表 3-1　さまざまな失語症候群の特徴と病巣

	自発言語	復　唱	言語理解	命　名	読　字	書　字	病巣
ブローカ失語	非流暢	障害	良好	障　害	障　害	障　害	左下前頭回後方部ブローカ領域からシルビウス溝上縁に沿う領域
ウェルニッケ失語	流　暢	障害	障害	障　害	障　害	障　害	左上側頭回後方部ウェルニッケ領域中心
伝導失語	流　暢	障害	良好	障　害	障　害	障　害	左縁上回および白質部
健忘失語	流　暢	正　常	正　常	障害	良　好	良　好	部位は不定 左半球
超皮質性感覚失語	流　暢	正常	障　害	障　害	障　害	障　害	ウェルニッケ領域をとり囲む領域
超皮質性運動失語	非流暢	正常	良　好	障　害	障　害	障　害	ブローカ領域の前方、上方部
全失語	小数の残語のみ	障　害	障　害	障　害	障　害	障　害	言語領域の全域
超皮質性混合型	障　害	良好	障　害	障　害	障　害	障　害	言語領域をとり囲む広範な病巣

※鑑別のために重要なポイントを □ に囲って示す。

が引き受けているかが違うんですね。

一般に、非右利きでは言語機能が左右で分担されている可能性が右利きの場合よりもかなり高いと言われています。

失語症から見た脳のとらえ方

辻　脳の機能代償は病巣近辺部位だけでなく、両半球間でもいろいろな事例があるんですね。幼い子の場合は、当たり前ですが、特に可塑性が強く働くことがわかりました。

いずれにしましても、一般の人でも聞いたことのあるブローカやウェルニッケと言われていたもののとらえ方は、われわれが何十年か前、学生の頃に習ったものとはだいぶ意味合いが異なるというのがわかりました。

山鳥　機械的なとらえ方はできないということですね。ただ、こういう複雑なことを教科書に書くときというのは困りますね。それこそ辻先生ご編集の事典を書いた時もそうですけれど（山鳥　二〇〇二）、教科書的なものには、どうしても整理して書いてしまう。書いたのはいいけれど、書いたすぐ後に、こんなことをまるまる機械的に信じてしまわないようにと付け加えるわけにもいきませんからね。そこは難しいんですよね(笑)。

辻　整理して類型化しなければ始まりませんものね。困りましたね(笑)。

山鳥　骨格的なことしかわれわれは分かっていないのです。細部になるといろいろ難しいことが出てきます。細部まで間違いのない事実として伝えられるような形でものごとが分かっているかというと、そういうものじゃないのが失語症だと思います（前頁表3—1）。

辻　そもそも言語自体が、運動を含む音処理、意味処理、文字であれば視覚処理など、様々な連合処理を必要としますからね。言語学の分野では、想定した理論やモデルが所与のものであると勘違いしてとらえられてしまうような研究になりがちで、その理論的枠組みから外れるものは当然ながら受け入れ難くなるという傾向があります。しかし、先生が今おっしゃったように、事実を確実に押さえて、わからないところはわからないものとして試行錯誤を重ねていく。現象をもう少し素直に観ていくことが言語学にも期待されます。そのような研究は、道のりこそ長いですが、地に足を着けていますから、やりがいを感じますね。そうした研究が理論的でないのかというと、そんなことはないですから。自戒を込めてそう思います。

山鳥　そうなんですよね。やっぱり本質的なことは目の前の事実にしか現れてくれませんからね。

第四章　ことばの機能の大脳地図

ことばから見える脳の領域

辻　大脳において、ことばをつかさどる部位というのは画一的、機械的にはとらえられないということがよくわかりました。ところで、あえて、ことばの機能の大脳地図のようなものを描くとしたらどうなりますでしょうか。なぜ、このように申し上げるのかといいますと、脳内のさまざまな機能マッピングはかなり昔から試みられてきていることであって、教科書には必ずと言っていいほど出てきます。ペンフィールドのホムンクルスなどは、古典的な大脳中心回の機能分布の例としてよくあげられています（次頁図４―１）。学生は、そうか、このように手や舌の運動は局在して司られているのかと素朴に考えてしまい、大きな誤解を生む危険もあります。先生がさきほど機械的にはとらえられないけれど、教科書には書かなければならないとおっしゃったことにも関連があると思います。

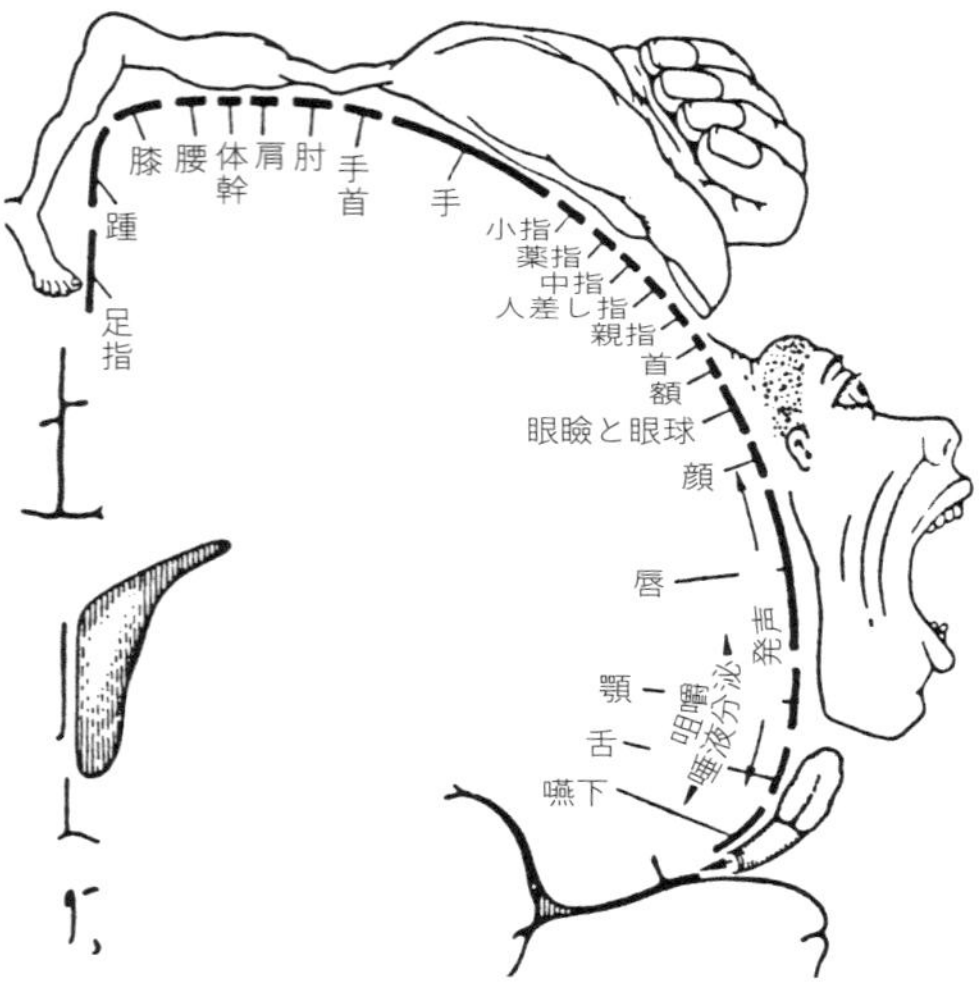

図4-1　一次運動皮質の身体部位運動表現：ペンフィールドの描いたホムンクルス

この時点で、ことばに関する高次脳機能の地図について、現在までにわかっていること、未だよくわからないこと、あるいはわかったと思えることであっても注意しておくべきことなどを確認しておくことも大切かと思いますが、いかがでしょうか。

山鳥　そうですね。簡単に言語機能の大脳各領域での分担についてまとめてみましょうか。何度も話題になりましたが、まずブローカ野ですね。ブローカ野は多数の病巣研究に基づいて左前頭葉下前頭回後方のあたりに定位されています。ウェルニッケ野は左側頭葉上側頭回後方のあたりに定位されています（図4—2）。ブローカ野は言語表出に重要とされる機能領域で、ウェルニッケ野は言語受容に重要とされる機能領域ですね。ここで繰り返して強調しておきますが、ブローカ野もウェルニッケ野もどちらも機能領域であって、解剖学的領域ではないということですね。ですから、実際にはブローカ野とかウェルニッケ野とかいう固定した領域はどこにも存在しないのです。解剖

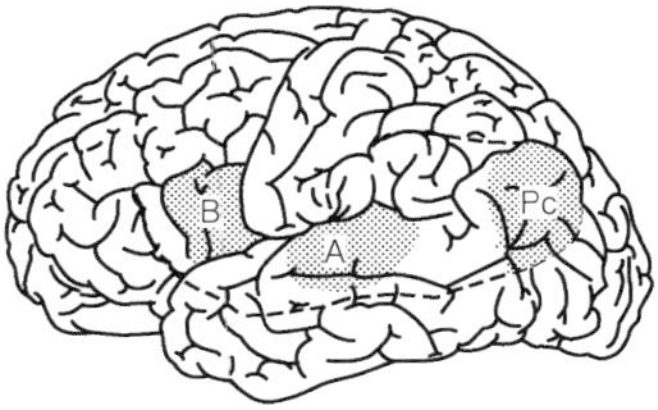

図 4-2　20 世紀初頭にみるブローカ野(B)とウェルニッケ野(A)の位置。Pc は角回で語の視覚中枢

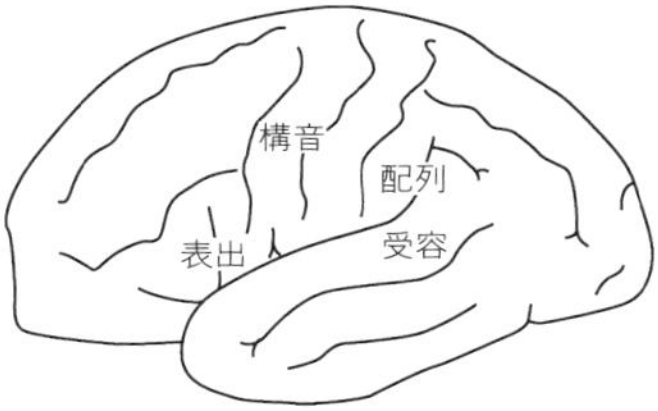

図 4-3　その部位の損傷で障害される言語能力ー 1

的に存在するのはブローカ野ではなくて左前頭葉下前頭回後方領域であり、ウェルニッケ野ではなくて左側頭葉上側頭回後方領域なんですね。あくまで、多数例の経験に基づく概念的な領域です。具体的に、たとえば、先生のウェルニッケ領域と私のウェルニッケ領域はその位置や範囲が大きくずれている可能性があります。最近の研究者たちの共通認識に近いものをまとめますと、図に示したようなものになります（図４―３）。音声言語の表出能力はブローカ野の働きに依存し、音声言語の受容・理解能力はウェルニッケ野の働きに依存します。さらにブローカ野の後方に接する中心前回の下方領域は、音声の心理的表象、言語学的には音韻ですよね、音韻を実際の構音運動に変換するために必要な運動神経情報を作り出す領域です。その後方に「配列」と書き込んだ領域がありますが、ここは頭頂葉の縁状回というところです。私はこの領域は音韻群を系列化するのに重要な領域だと考えています。この領域がうまく機能しないと、語やセンテンスの安定した音韻心像は想起できないのですね。

この図は本当の骨組みだけを示したものですが、もっと細かい機能地図がどんどん提唱されています。

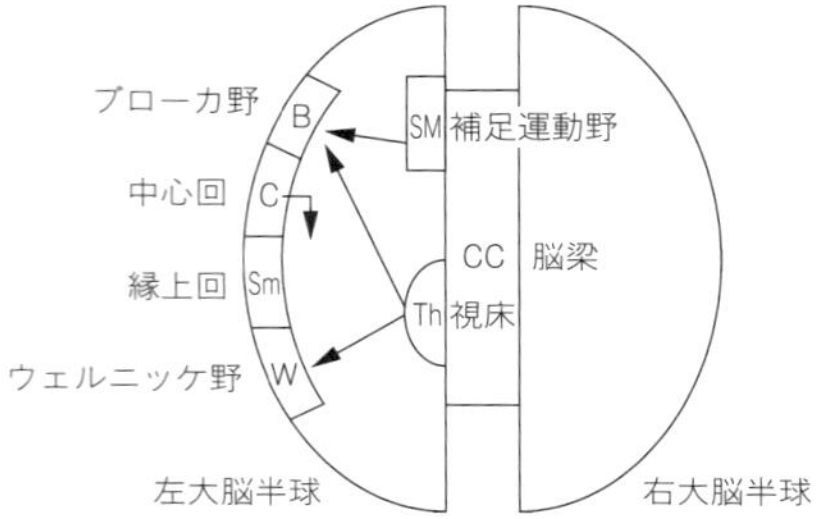

図 4-4　言語立体模式（Yamadori 1998）

辻　言語機能の大脳地図の多くは、優位半球、特に左から見た大脳半球の関連部位を図示する場合が多いのですが、ことばの機能は大脳皮質表面だけではなく、深部の部位も関与していますね。たとえば、補足運動野のような大脳内側面や、視床のような間脳に属する部位も皮質の言語領域との繊維連絡があるそうですね。こうした立体的なマッピングはあまり初歩的な教科書では触れられませんが、発語の維持や理解をはじめ、いろいろな形で言語との関係があります。このあたりにつきましても、神経心理学的諸側面について簡単にご教示頂けますでしょうか。

山鳥　おっしゃるように、言語実現に参加している大脳領域は外側の皮質だけではありません。内側の皮質や、深部の構造も言語能力の発現に大きく貢献しています。大脳内側面で言語にかかわるのは、たとえば、補足運動野と呼ばれる領域です。この領域が損傷されると発語が開始できなくなったり発語を維持できなくなったりします。次に重要なのは視床です。視床は間脳に属する深部構造ですが、聴覚、視覚、体性感覚など感覚性入力情報の重要な中継点で、大脳皮質各分野と密接なつながりを持っています。ブローカ野やウェルニッケ野など言語機能にかかわる大脳皮質領域とも繊維連絡があります。ここが損傷されますと、発語、呼称、理解など言語能力の様々な側面に障害が出ます。補足運動野、視床、それに大脳外側面の言語領域が一体となって働いて、始めて正常な言語能力が発揮されるということですね（図4―4）。

この他、大脳基底核の一部である、被殻や尾状核も言語機能に参加しているのではないかと考える学者がいます。私はこの点については確信がありません。被殻や尾状核を含む深部病巣で実際に失語が出るのは間違いがないのですが、この場合、大脳基底核そのものの損傷が失語の原因なのか、大脳基底核というのは深部構造ですので、近傍には皮質と視床を結ぶ神経線維がびっしりと走っていますが、この白質繊維の障害が原因なのかがなかなか決めがたいのです。最近、言語における大脳基底核の役割を強調した研究が出版されましたが、なかなか説得力がありますね（Liberman 2002）。

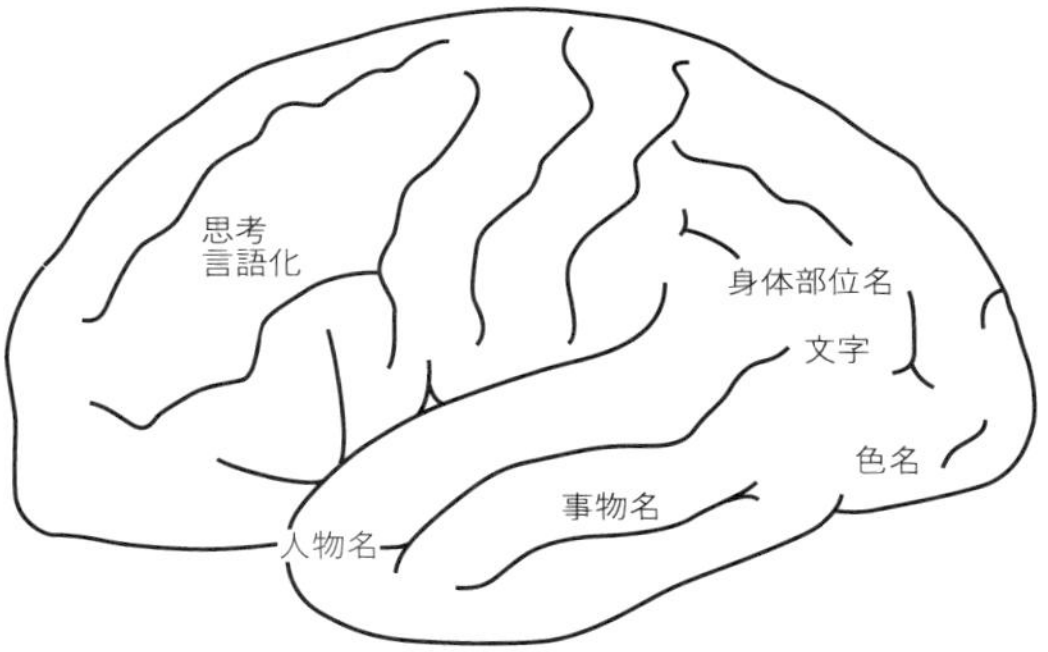

図4-5　その部位の損傷で障害される言語能力―2

深部構造を言語機能地図に加えますと結構複雑になりますが、実はこれでもまだまだ単純すぎるんですね。この図式だけで言語活動の全体が理解できるかといいますと、なかなかそうはゆきません。たとえば、古くから知られている臨床症候群に超皮質性運動失語というのがあります。これは自分の思いをうまく言語化できなくなる状態ですが、このタイプの失語は図（言語立体模式）に示した領域の損傷ではあまり生じません。この領域を取り巻くように位置する領域の損傷で生じることが多いのです（前頁図４―５）。図で、「思考言語化」と書き込んでいる領域ですね。この領域は解剖学的には中前頭回に相当し、ブローカ領域より上方に位置しています。たとえば、Ａ・ルリアはこの領域の言語障害の本質を「思考を線形に展開する能力の障害」と考えています（Luria 1982）。このルリアの考えを拝借してこの部位の働きを「思考言語化」としました。他にも図に示したような領域が損傷されると、語の意味がわからなくなったり、文字が読めなくなったり、さまざまな症状が生じます。言語に関連する大脳領域は結構広範囲に広がっていると考えないと、全体像は理解できないのです。

第五章　脳と心

心とは何か

辻　ヒトは心を持って生きています。心というと漠然とした響きがありますが、要するに、様々な認知能力が絡み合い、統合的な脳の働きによって創発するものであると、かなり大ざっぱですが、一応、そう言うことができます。さらには、心とは、とても主観的なものでもあるということです。山鳥先生は、このことについて、「心は、個体として行動する動物の中枢神経系に創発する内的現象である」と述べておられます（山鳥　一九九八）。ヒトは心を持ち、感じ、考えます。この心と、感じたり思考したりするということをどう考えたらいいでしょうか。

山鳥　心、英語で言いますとマインドのとらえ方ですね。これを脳の働きとして客観的に記述するか、主観の働きとして現象学的に記述するかで心のとらえ方に微妙な差がでるのではないでしょうか。心はあくまで主観的現象であるという立場から、私は心を主観的現象の総体と定義して考えています。意識、感情、知覚、言語、想像、思考、意志などすべての心理現象を包含する世界ですね。脳との関係で言えば、脳が内臓や分泌腺からの神経情報、筋肉や骨格からの神経情報、さらに外部世界からの神経情報、これらはみんな物理化学的な情報ですが、これらの情報を処理し、内外の環境に反応し、適応しようとします。この過程で作り出される主観的経験の世界の総体が心です。感じるのも心であり、考えるのも心ですよね。

ただ、この「こころ」という大和言葉が与える印象は感情に重点がかかるようで、心は感じる働きだけを指す言葉だとして、そのような用い方をされる人もありますよね。私の勤めている大学などでも、講義の際に心はどこにある？と尋ねますと、心臓のあたりを押さえて、ここにあるという学生が結構います。心を感情とのみ理解しているのですね。

私も、感情は心のもっとも重要な領域だと考えていますが、心の世界はもっとずっと広いものです。

感情は、必ずしも、怒り、悲しみなどの情動とだけ結び付けられるものではなくて、思考の土台にもなっています。

感情というのはなんとなく、もやっとしたものですが、そのもやっとしたものの中から形が析出されてくるわけです。その過程で、さまざまな心的表象が作り出されます。それらのイメージは知覚的イメージであったり、言語的なイメージであったり、あるいは非言語的・非知覚的なイメージであったり、いまだイメージまで達しないぼんやりした概念であったり、さまざまです。それがもう少し結晶化すると、きちんとしたことばとして、あるいは芸術家であればそれが形として表現できるのです。その一番の原型は感情で、精神の傾向みたいな、かたちの無いものです。

言語は結晶化して浮き上がってくるものの、最終的な段階に相当しますが、もっとぼんやりした段階から動き出している過程だと思います。

辻　山鳥先生が以前より主張されている知・情・意の階層構造ですね（山鳥　一九九八）。問題は階層の順序ですね（図5―1）。

山鳥　そうですね。心は階層として理解すべきものというのが私の考えでして、まず「情」が心の基盤を作り、次に「知」が立ち上がり、さらにもっとも上位の構造として「意」が働く、という仮説をたてています。

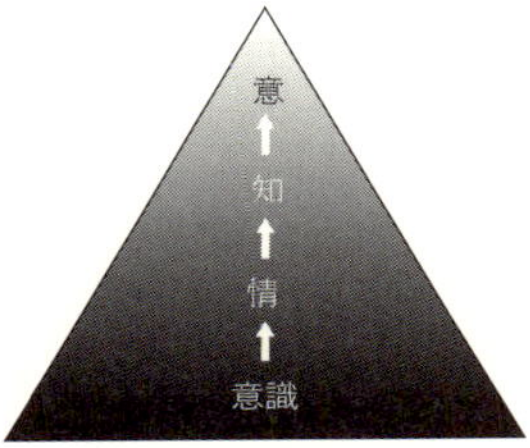

図 5-1　心の 4 層構造：下方ほど濃く、広くしてあるのは、よりあいまいでかつ瀰漫性の性質を示す。先端が尖っていてかつ白くしてあるのは心理過程が意図へ収斂するにつれて、精緻さと明晰さを増すことを示す。

辻　快・不快のような原初的なものから成長して社会化されるプロセスで出来上がっていく様々な感情や、それらを表象として整理するような認知的活動、そして最後の「意」は、意思や意図の「意」、感情や知に基づいて行動する意志ですね。そして、それが可能になるのは意識があるからだと先生はおっしゃっています。簡単に「情・知・意」についてお話し頂けますでしょうか。

山鳥　生物の進化をみてみますと、すべての動物は本能的な行動を基本に、その行動にさまざまな修飾を加えつつ、環境と対峙、あるいは協調しながら生き抜いてきました。哺乳類くらいになりますと、この本能的行動にはそれぞれ特有の姿勢や表情が認められます。怒りとか恐怖など、われわれ人間が容易に判別し、理解できる姿勢や表情が出現します。これらは情動表出とも呼ばれるものです。この情動表出の主観的な側面が感情ですよね。ですから、哺乳類などではおそらく人間と共通の、もちろんずっと粗いものですが、感情が経験されているものと想像できます。チンパンジーになりますと、人間にさらに近くて、ある程度の表象操作が可能です。訓練すれば、特定のシンボルを記憶して、そのシンボルが指すものを拾い出すことができたりします。ニホンザルでも、すでにシンボル操作の萌芽がみられるという研究もあります(入来 二〇〇四)。つまり主観的経験の世界の進化という目でみますと、まず感情が発生し、次の段階で心理的表象が発生した、と考えてよいのではないでしょうか。この心理的表象操作の段階を、私はひっくるめて「知」というキーワードに括って考えています。さらに、動物は「動く物」と呼ばれるように、動き回るのが特徴ですが、動くことの背景には、何かに向かって動くという、ある方向性が認められます。この過程の主観的側面を大きく「意」というキーワードでくることが可能だと思います。

下位水準の哺乳動物では、感情が意へ直結していますが、中枢神経系の複雑さが増してきますと、感情と意の間に、知覚表象の操作、すなわち知の段階が挿入されます。つまり、感情が知を産み、生み出された知が意の基盤になるという進化の構図になります。

人間の場合も同じだと思うのですね。われわれの心は常に何かで満たされていますが、この何か、カタチのはっきりしないモヤモヤした心の傾向みたいなもの、これが感情です。一方で、われわれの心はカタチあるもの、簡潔に表現するために私はこれをまとめて「心像」と呼んでいますが、心像で満たされてもいます。ですが、心像といっても名称から想像されるように常にくっきりしたカタチを作っているわけではありません。大部分は、やはりもやもやした状態で心を満たしています。つまり、まず感情があり、感情を媒介に心像が立ちあがります。まとまった行動を起こす場合は、前もって明確な意図を持たなければなりませんが、これには明確な心像が必要です。行為の結果得られるであろうことを予想し、結果を心像化したものですね。

感情がまず存在し、感情を媒介に知が発生し、この知を操作して意を実現しているというのが心の動きなんじゃないでしょうか。この過程の不断の繰り返しですね。

▨意識について

辻　先生がお考えの「情・知・意」の前提には「意識」があります。この「意識」というのは実はなかなかやっかいで、本格的に現代の認知（神経）科学的研究の対象として取り組まれるようになったのはこの二〇年くらいではないかと思います。私が学生の頃は、覚醒と睡眠、意識・無意識の対立みたいなものが教科書にのっていましたが、脳生理学関連では、おそらく長い間の数多くの研究成果があるのだろうと思います。ただ、私の専門ではなかったということもあり、上行性網様体賦活系や大脳辺縁系が意識と関係するというような説明以外は、寡聞にして勉強した覚えがありません。「意識」の研究が今のように堂々とした形で盛んになってきたのには、どのような流れがあったのでしょうか。

山鳥　おっしゃるように意識の生理学には長い歴史があります。一つは電気生理学的な研究で、一九四〇年代から五〇年代に上行性網様体賦活系という機能系の存在が明らかにされました。これは短いニューロンの網目構造で、脳幹から間脳の最内側部に位置し、発生学的にも古い構造です。この領域が末梢からの感覚情報を受けて興奮しますと、大脳皮質の活動が活発化し、動物は覚醒・注意状態に入ります。眠っていた動物も、目を開き、姿勢を起こして、いつでも反応できる状態になります。この系が覚醒意識を司っているわけですね（Magoun 1958）。

もう一つインパクトがあったのは、離断脳の研究でノーベル賞をもらったR・スペリーたちの仕事ですね。これは人間が相手の仕事ですが、脳梁全切断で、左右の大脳半球が機能的に分離されてしまった人に対して、実に巧妙な実験を重ねました。その仕事の中でもっとも世間を驚かせたのは右半球の働きです。右半球はかなりレベルの高い認知作業を正しく遂行できるにもかかわらず、何をやっているかについて意識的経験がないことを発見したのです。左半球は、あ、今人の顔を見ているとか、あ、今これこれの文字を読ませられているとか意識しているのですが、右半球にはこの意識がないのですね。つまり、われわれの認知活動はそのまま意識活動と等値でないことが明らかになってきました。これが一九六〇年代から七〇年代ですね。スペリー自身はどちらの半球も「意識を持っている（conscious）」が、おたがいの半球はおたがいの活動に「気がつかない（not aware）」のだと説明していますが、これはこのまま日本語にするとわかりにくいと思います。彼の「意識を持っている（conscious）」を「認知活動を行っている」と意訳し、彼の「気がついている（aware）」を「意識している」と意訳するほうが、日本語としてはわかりやすいですね（Sperry 1976）。

さらに興味あるのはB・リベットの一連の仕事です。彼は、未麻酔・覚醒状態の人間の大脳皮質体性感覚領野の直接電気刺激の経験に基づいて、被験者が大脳皮質体性感覚領野に対応する皮膚が刺激されているという感覚を持つためには、皮質を最低限五〇〇ミリ秒は刺激し続けなければならないことを発見しました。ところが、実際に皮膚に短い電気パルスを流しますと、数十ミリ秒後には刺激が自覚されることも発見しました。大脳皮質刺激実験からいうと五〇〇ミリ秒は意識化に必要なはずなのに、実際は皮膚刺激直後にちゃんと意識されるわけです。この不思議な実験データを説明するのに、彼は意識が実際の物理的事件の生起時間を「後読みする」のだと主張しました。意識という主観的現象は実際の事件よりはかなり遅れて成立するにもかかわらず、その事象を時間を逆行して定位し、実際の生起時間に合わせているのだというのですね（Libet 1978）。

このころからじゃないでしょうか、科学ではまったく手におえないものと見なされていた意識現象が、認知科学者の研究対象になりはじめたのは。

辻　いろいろな形で、多くの研究が積み重ねられてきたのですね。リベットの意識の研究は、最近注目を浴びていますが興味深いですね（Libet 2004）。脳の神経生理学的事象と心の間には時間が介在しているという。つまり、意識よりも神経活動が先行しつつも、意識が遡及的に成立しているという形です。今後どう展開するのでしょうね。

ここで少し私にもわかるように認知神経科学的観点から簡単に整理させてください。もっとも整理の仕方には多様性があることも事実です。ふつう、私たちが日常的に接する「意識」とは何だろうかと改めて考えてみますと、「事故で意識不明になった」というニュース記事などにある、生物である人間として「覚醒」しているかどうかということがまずありますね。それから、「別に意識していなかった」というような場合の「意識」もあります。これは覚醒はしていたわけです。ただ、特段、記憶に残るほどではなかったというような意味合いだろうと思います。この場合の意識は、もう少し度合いが強い場合も考えられます。メタ認知あるいはメタ認識などと呼ばれることのある心の働きです。たとえば、「今、ここで意識についてしゃべっている私について、私自身が意識している」というような場合の「意識」です。この場合は、単に覚醒しているだけではなく、またしゃべる自分の声を聞いているだけでもありません。自分がどのようなことを話しているのか、内容はどうなのか、しゃべり方はどうか、相手の表情や仕草までモニターしながら、自己調整をするような自意識のレベルです。あくまで自分に対して幾重にも循環的な注意や意識が向けられる場合なので、「自己意識（self-consciousness）」とか「再帰的意識（recursive consciousness）」と言われたりします（苧阪　一九九四）。

この他にも、ちょうど今述べました「覚醒」と「自己意識」の間にあり、つまずかないように前を見て歩いていたり、階段を登ったりするときのように、感覚・運動系の相互作用を伴う、専門的には注意（attention）あるいはカタカナでアウェアネス（awareness）と言ったりするものがあるようです。

「覚醒」というのは何となく意識の一番下のレベルのような気がします。次が注意あるいはアウェアネスと呼ばれるような状況で、一番、複雑そうなのが最後の自己意識でしょうか。基本的なところは他の動物でもあるはずですが、アウェアネスが複雑になったあたりから、特定の対象を定めて精神的なエネルギーを注いだり、その対象に対して持続的に注意を向けるということが行われるのだろうと思います。そうでないと対話などのように、ことばを話すような複雑な作業はできないと思います。

今、粗っぽく「注意」や「意識」を整理してはみましたが、認知科学や認知神経科学分野ではいろいろな考察があり、百家争鳴の状態です。山鳥先生のご専門分野ではどのように考えられてきているものなのでしょうか。

山鳥　私の専門領域での考えというより、私の個人的な考え方を述べさせてください。というのも、意識の問題について領域に共通した考えなど存在しないからです。

意識には、行動を目安に考えますと、覚醒意識と反省意識を区別することができるのではないでしょうか。覚醒意識というのは、刺激にたちまち反応できる状態、つまり必要な行動をいつでも起こせるよう外界刺激に対して自己を行動準備状態あるいは待機状態と呼んでもよいかと思います が、行動待機状態に置いている時の、個体の主観的状態です。覚醒意識は動物にも存在しますが、動物は主観的状態を教えてくれませんのでその存在は推定にしかすぎません。さきほども話題にしました上行性網様体賦活系が活動しますと、大脳皮質の脳波は覚醒状態の脳波になります。動物は開眼し、体を起こし、あたりを見回します。このときには覚醒意識が働いていると考えられます。われわれも、居眠りから覚めようとするとき、あるいは通常の眠りから覚めようとするとき、覚醒意識状態になります。この状態は筋緊張の増加、姿勢の変化などを伴いますから、他者からみても、「あ、目を覚ましたな」と、意識が活動し始めたことを推定することができます。外界刺激に反応できる状態ですが、その時の自己の心の動きに気づいているのかどうかは明らかにすることはできません。

覚醒意識の次の段階が反省意識です。覚醒意識が動き出してしばらくしますと、心が自己の心の状態に気づくようになります。覚醒意識では外部の刺激への反応性が高まるのが最大の特徴だとしますと、反省意識では自分の心が自分の心の動きに気づくのが最大の特徴です。この自己が自己に気づくという、自己再帰性といいますか自己言及性の活動が反省意識の唯一無二の特徴ということになるのではないでしょうか。

臨床でみていますと、本人は覚醒しており、強い刺激には反応しますが、それ以上の認知的活動は証明できないことがあります。このような状態の存在からみますと、反省意識の前段階に、覚醒意識の段階を想定してもよいのではないかと思います。覚醒意識は反省意識の必要条件ですが、十分条件ではないということですね。臨床では、深昏睡から軽度の意識混濁まで、さまざまな段階の意識障害が観察され記述されていますが、このような医学的な意識障害の記述に使われる時の意識というのは、暗黙裡の了解ということですが、覚醒意識のことを意味しています。

主観の立場からだけ意識を考えますと、意識は自己の心の状態に気づくこと、と定義できますから、覚醒意識という考えは出てこないのではないかと疑問に思われる方があるかもしれません。このあたりは難しいですね。無くてもよいのですが、現象的には区別したほうが頭の中が整理しやすいですね。

そこで、この反省意識ですが、これは心という現象すべてを貫く構成原理のようなものだと考えられます。もっともあいまいな程度からもっとも鮮明な程度までさまざまなかたちで心という現象を可能にする働きです。もっとも低い段階では「あ、痛い」といった、有害刺激によって引き起こされる痛みへの気づきのようなものがあります。もっとも高い段階ではデカルトの「すべてを疑っている自分というものだけが確実に存在する」という気づきまで、連続してさまざまな意識段階が存在します。このうち、低い段階のもの、主として外界変化に向けられた気づきはアウェアネスと呼ばれ、高い段階の気づきは自己意識と呼ばれ区別されることがあるようですが、個人的には両者に質的な差はないのではないかと考えています。痛みに気づくという低い段階であっても、刺激に気づくのではなく、刺激に対応して引き起こされた「『痛い』という主観的経験」に気づくのが気づきという意識活動の本態ですから、この段階でもすでに自己再帰性の原理が働いていると考えられます。

意識の問題にはさらに、先生のご指摘のように注意の問題が密接にからまってきますのでなんとも難しい問題ですね。

辻 おっしゃる通り、意識の問題はとてもやっかいですね。一種のコントロール機能を果たす注意と密接に絡み合っています。そもそも英語の意識（consciousness）ということばもＯＥＤ『オックスフォード英語辞典』（第二版）によれば初出は一七世紀になっています。それも現代とはちょっと違った意味でした。日本語にしても『日本国語大辞典』（第二版 小学館）を調べると似たり寄ったりです。現在では、やっとと言いますか、意識が哲学的な俎上に載せられているだけではなく、脳という生物学的基盤と、心理という主観的内面活動の両面から科学的研究の対象になってきていますので、面白い次期に遭遇できて私は幸運だと思っています。まだまだ緒についたばかりであるとはいえ、脳の高次機能の様相が明らかになるにつれて、言語と同様にその姿が私の生きているうちに現れてくればと期待しています。

▨心の成り立ちとマイクロジェネシス

辻 「心」のいろいろな成分について今までお話ししましたが、まとめてみますと、山鳥先生は「心」とはどのように成り立っていくものであるとお考えになるのでしょうか。

山鳥　抽象的すぎるかもしれませんが、心の働きが成り立つための、そもそもの前提条件が、外からの情報にあるのか、内からの情報にあるのかということにひっかかっています。心というものが、外からの情報だけで組み立てられているのか、それとも、心を心ならしめる基盤が内的に存在し、それが外部からの制約的情報によって、さまざまに作り変えられてゆくのかという問題設定です。

辻　神経系の系統発生や個体発生とかかわることだと思いますが。

山鳥　ええ。私の好きな考えに、マイクロジェネシスという理論があります。これはいわゆる情報処理的な考え、外から入ってきた情報を組み立て組み立てて心を作っていくという考えとはちょっと違っています。もともと心理的な媒体が発生していて、その媒体が外から入ってくる刺激でいろいろモジュレートされて心理的な世界を作り上げてゆくという考えです。

この考え方のほうが臨床症状などを理解する場合にはよくなじむように思うのですね。それでよいのかどうか、さらに検証してゆきたいと思っています。

辻　マイクロジェネシスというのは、脳神経系は系統発生と個体発生のダイナミックで適応的な一般原理に基づいて発達するという、微小発生（microgenesis）という考え方ですね。先生のご理解での微小発生とは、進化論的な考え方が背景にあるものでしょうか（Brown 1991）。

山鳥　私がマイクロジェネシスの考えを知ったのはJ・ブラウンという神経心理学者の諸著作からです。たまたま私がボストン・ベテランズ・アドミニストレーション病院（通称ボストンVA病院）の神経内科でレジデントをしていました時、彼は同じ神経内科のフェローでしたので一年ほど職場が同じでした。その頃は恥ずかしいことに彼がどんな仕事をしているかもまるで知らなかったのですが、帰国してから彼の著作や研究論文を読み、その考え方の面白さに惹かれました。

大脳損傷による症状、特に失語症の症状理解にこの考え方は大変役に立つのですが、よく考えてゆくとすべての神経心理学的症状の理解にも大きな手がかりを与えてくれます。私が考えている心の構造や働きも、失語症状の理解の上に成り立っていますが、同じ原理的アプローチが役に立ちます。

マイクロジェネシスという言葉はもともとは心理学者H・ウェルナーが最初に使ったもののようです（Werner 1956）。彼は失語症の症状理解に発達の観点を導入し、認知的な活動というのはすべて展開（unfolding）の過程である。つまり短時間の間にその都度その都度、もともとの発達過程をなぞる形で、認知的現象が発生するのだと主張しています。言語障害はこの、言語発生の正常な過程が途中で妨げられ、発生途中のままで意識表面に投げ出された状態だと考えると理解しやすいというわけです。

ブラウンはこの考えをさらに精緻化しています。彼によると、心的表象や行為というのはすべて、その時その時、無定形の心理過程からはっきりと意識化される形へと発生してくるものです。心的表象がある種固定したカタチとして次から次へ処理されているのではなくて、無形から有形へと短時間に立ち上がってくるものだととらえます。時間の中で生成するわけです（Brown 1977,

1988, 1991; Hanlon 1991)。

この考えの背景にあるのは進化論です。われわれの身体には三〇億年を超える進化の歴史がつまっています。さらに、種の発生を考えましても、ホモ・サピエンスの進化には数百万年の時間を要しています。この歴史は現在のわれわれにそのまま詰まっています。個体の発生も同じで、その発生の歴史はすべてそのまま現在の自分に詰め込まれています。過去は過去として存在するのではなく、過去は現在に詰まっていると考えるのが進化論です。心理過程も同じで、どの心理現象をとっても、過去から切り離された個別でバラバラの心理現象などは存在しません。今現在意識化されている自分の心的内容は、数ミリ秒から数十ミリ秒のオーダーで、歴史をなぞりつつ新しく発生してくると考えられます。たとえば、私が今、ブラウンの三五年前の相貌を思い浮かべているとして、その相貌はどのようにして現在の私の心の中に浮上したかといいますと、固定したものとしてどこかに焼き付けられていたブラウンの顔の記憶痕跡がそのまま引き出されてきたのではなく、もっと不完全なあいまいな状態から、今この時点で輪郭ある形として立ち上げられてくるのだと考えるわけです。きわめて短時間に発生するというところから微小発生という名前がつけられているのではないでしょうか。さらに、個別の心理表象について発生という考えを適用しますから、この意味でも微小発生です。

このように、微小発生論では、情報のやりとりよりも、情報の生成過程を重視します。ゲシュタルト理論ともつながる考えです。

辻　私は二〇年以上前ですが、ウェルナーとB・カプランの有名な『シンボルの形成』という著作で微小発生について読んでいたはずなのですが、先生のご著書や論文を拝見するまではお恥ずかしい話ですが看過していました。認知対象の形成に関わる内的な力動的活動のことを指していて、知覚が発達段階系列を経て微視（＝微小）発生的に形成されるというような文脈で使用されていました（Werner & Kaplan 1963）。ブラウンや先生のお話から、知覚や記憶や思考がどのように生成されるのかという問題について、微小発生的に、個体が進化を背景にして、ある意味、その時々刻々の自身の心の歴史を紡ぎ出しているのだという考え方に接して、とても興味深く思います。

以上のような考えにヒントを得られて、先生は、もともとあるかもしれないという心理的媒体としては、どんなものをお考えですか。先ほどの三つのレベルで言えば「情」のレベルと関係するのでしょうか。

山鳥　そうですね。感情みたいなもの、精神の傾向みたいなものですね。情動行動からみまして、感情は動物にもあると推定されます。その感情といういわば土壌みたいなものから、心理的表象つまりカタチのある心理的経験が生み出されるのではないでしょうか。表象発生の前段階をなすなんらかの過程があって、多分われわれはそこからカタチあるものを育てている、あるいは掘り出しているのではないかと考えています。

われわれの心には、心理表象というものが詰まっていて、われわれはその心理表象を操作しているわけです。その点については、だれでも理解できるし、だれでも合意できると思います。その心理表象というものはどうして生成されるのか、ということが大きな問題です。外から入ってきたものだけで作り上げられるのか、そうではないのかということですね。もともと心理表象のコアになるようなディフューズなメンタルプロセスが進化の中で出現し、このコアのような土壌のようなものが心理表象生成の契機になっているのではないかと思います。このようないわば原心像（プロトイメージ）のようなものをさまざまに彫り上げていくのではないかということです。

辻　先ほどの情・知・意の階層性のようなものがあるとしまして、感情は発生学的に他の動物との連続性は確かにありますね。その支えの部分の意識にかかわる、いわゆる上行性網様体賦活系のような神経系も、動物とヒトでは連続性があるそうですから、意識や感情のようなものは、他の動物にもあるでしょう。そして、意識や感情を土台に知と意がある。チンパンジーあたりになるとこまではあります。ヒトの場合はそこに言語という記号系を使い、抽象的な概念表象を操作し、壮大な知識も生み出すことができるようになりました。山鳥先生がお考えの心の成り立ちというのは、そうした系統発生的なものと個体発生的な意味において、脳の中での物理・生化学的現象が織りなす主観的な心の働きということで、先生はこれを「脳の働きで心が創発する」と表現されています（山鳥　一九八八）。

山鳥　創発（イマージェンス）というのは非常に重要な概念だと考えています（Gregory 1981）。今までに無い性質が出現するわけです。その性質がそれを作り出している素材の性質では説明できないわけですね。われわれは何気なく道具を使いますが、道具が実現するさまざまな性質というのは、道具を壊していっても決してたどりつけない性質ですよね。道具として働かせない限り、その性質はわかりようがありません。

心はまさにそのような性質で、神経系をいくら細かく割っていってもみえてこない性質です。しかもその性質は神経系が無ければ決して存在しない性質でもあります。

創発という考え方が重要なのは、事象の前段階と後段階との間に同一次元内での単純な因果関係をみるのではなく、次元の変換という階層的な関係をみようとするところにあると思います。

辻 次元の変換というのは、一種のゲシュタルト的な「全体は部分の総和以上のものである」という考え方にも通じます。今、先生が「道具を壊していっても決してたどりつけない」とさらりと表現されましたが、還元論や線形理論だけでは説明できない複雑系としての脳の働きと、物理・生化学的な脳の動態と心的過程との溝は、創発的性質を解明しない限り埋まらないというきわめて重要なご指摘かと思います。形態的差異のない個々のニューロンあるいはニューロン群の局在論的な脳の働きを特定していっても、どのようにして心的過程が全体的に作り上げられ、たとえば言語や意識、ひいては心が創発していくのかというところにはなかなかたどり着けないということだろうと思います。

山鳥先生がなさってこられたご研究では、言語を含む高次機能に障害をもつ患者さんの臨床データが蓄積されてきました。心をもち生きている人が、その心をつくり上げる脳に障害をもってしまったという状況下での臨床研究です。常に現実の人間を、心を、脳を相手にされてきました。

一方で、私のように言語学を専門とする学者の中には、言語を研究対象にしていても、形式としての言語に興味を持つあまり、往々にして抽象に向きすぎ、現実の言語事象や人間をあまり顧みなかったり、あるいは逆に現実の言語現象のみに拘泥するようなことがあります。偉そうなことは言えませんが、このあたりはバランス良く研究を進めていくことができればと思います。

山鳥　そうですね。大切なのは事実ですね。臨床では患者さんが体現している事実しか他に事実はありません。論文の中には客観的な事実はないのです。客観的な事実は、今、そこで見ているその人の中にしかないのですね。つまり教科書は現場にしかないということですね。

第六章　ことばを解剖する

理解するということ

辻　山鳥先生の論文やご著書を拝読しますと、症例を個体差と重ね合わせて細大漏らさず入念に観察していくという、先生のお立場が非常によく表されているということを感じました。類型に当てはめることを急がずに診断をし、個体から普遍を探り出そうという慎重さです。

そうした豊富な症例研究を端緒に、言語の産出や理解ということについて、先生が考えておられることは何かございますか。

山鳥　難しいことばかりですが、ポイントは二つあると思います。一つは相手の言葉を理解するというのは一体どういうことなのかという問題と、もう一つは自分の意思を言葉にするというのは一体どういうことなのかという問題です。これはわれわれ臨床の立場から言うと、言語の理解障害として認められるいろいろな症状が言語理解のどのような段階の障害を現しているのかということになりますし、発語障害でみられるさまざまな症状は発語のどのような段階の障害を現しているのかということになります。この二つが大きい問題です。

辻　そのあたりは、言語学のようなもっぱら言語を扱う分野との共通理解があるのかどうか、興味のあるところです。特に最近のお考えではいかがでしょうか。

山鳥　私がようやく、何となく輪郭をつかみかけていることは言葉の理解というのは層構造をなして実現されるのではないかということですね。いきなり言葉が、そのままの記号列として受け取られ、その順序で脱符号化され、理解されるというステップを踏むのではないのではないかということです。たとえて言いますと、「私が今こうしてしゃべっている」という言葉を聞かれたとして、「私が今こうしてしゃべっている」というそのままの格好で記号として入ってきて、入ってきた「私が今こうしてしゃべっている」という記号列を、そのままの順序で、主語や述語に分解して、その意味を理解してゆくというふうな流れで、おそらくわれわれは言葉を処理しているのではないんじゃないかと考えています。もちろん、最終的にはそうなるのですが、そのやり方というのは、いきなりデータ系列としてそういうものが入ってきて、それを継時的に処理しているというのではなくて、最初はもっと大雑把な水準から理解が始まっていると思うんです。

辻　そうですね。コミュニケーション論で言えば、参与者が置かれている場面とか状況ということですね。

山鳥　はい。一番大雑把な段階というのは状況そのものの理解だと思います。たとえば私と先生がこうやってお話しています。こういう状況自体が、理解の枠組みをまず作るわけです。非常に強い理解障害がある人でも、「あなた今おなかが痛いですか」というようなことを言うと、ううんと首を振るとか、「いいえ」とかいうことばが自然に出たりします。ところが「お茶碗取ってください」というようなことを言うと、もう全然何もできない。

あるいは私のほうで「うん、うん」というふうに頷いていると、あんまり喋らない人がいろいろ喋り始めるというようなこともあります。意味のあることばと限りませんが、私が、「うん、うん」と言っていると、何かことばが出てくるわけです。あるいは「目をつぶってください」というようなことをいきなり言うと、目はつぶれないとしても、ちょっと首を上げてみたり、きょとんとした顔をしてみたりとかいうふうな反応がある。患者さんは、ご本人とその相手の私が病院という状況の中にあって、私が医者みたいな立場で、ご本人は何となく患者の立場だという状況がよく理解できているということですね。

ですから、そういう枠組みの中で、たとえば何か命令されたとか、何か質問されたとか、何か相づちを打って話を促されているとかというような、大きい枠組みは理解できるわけです。そういう理解というのは、ことばの中の一つ一つの構成部分を理解しているのでは決してなくて、ことば全体がもっている輪郭というか、エンベロープというか、パターンと言いますか。それが状況の中にはまり込んでいて、「あっ、今、あの先生は何か聞いてくれているんだな」とか、「あの先生、今、何かしろと言っているんだな」という枠組み的な理解がまず成立するわけです。

その後で、「目をつぶってください」と言われたときには「何か体を動かさないといけないな」というような、次の段階の理解がくるんですね。ですから目はちゃんと閉じられないにしても、「こうですか」っていうような感じで首を動かしてみるとか、舌を出してみて、違うかなという感じとかというように、体のどこかで反応しようとします。

辻　なるほど。今のお話ですが、以前、先生が『心理学評論』に発表された「言語生成の三重構造」に関係しますね（山鳥　一九九七）。つまり、全体的な状況あるいは場面があって、どのような文脈（コンテクスト）に置かれているのかということの理解なしには、的確なコミュニケーションが成立しないということです。

山鳥　ええ。まず、状況の把握があり、次にセンテンス全体の輪郭の把握があって、その次にセンテンス自体の分析的な把握がくる。いわば階層的な処理をしているのであって、最初から時系列信号として処理をしているのではないわけですね。時系列信号としての個別的音声記号は、その階層構造の一番中核をなしているわけですが、その中核構造だけを処理しているのかというと、そうではない。その前段階の情報から処理は始まっているわけですね。

辻　別の言い方をしますと、それぞれ違った種類の処理が並列に処理されるのですが、それぞれの処理に深浅の度合いといいますか、階層性があるということではないでしょうか。

山鳥　たとえば犬と人間のやりとりを見ればわかることですが、飼い主が「お手」と言えば前足を挙げます。犬はお手ということばを音節の連鎖として、これは「この前足を出せ」と言っているのだなという具合に、言語記号としては決して理解してはいないのでしょうが、「お手」という主人の声が作り出す全体の輪郭で、これこれこういう動作が要求されているのだということを理解するわけですね。それは生物の進化の歴史の中で、相手の発した音声を相手との相互作用の中でどの段階まで理解する必要があるのか、どの段階の意味まで絞り込む必要があるのか、という理解の精度のようなものが種によって違うことを意味しています。進化に伴ってコミュニケーションの精度が上がってきた、ということなのではないでしょうか。

脳損傷などで、言葉の処理に障害が起こりますと、普段は奥に潜んでいて決して見えることのない、一番プリミティブな処理の段階がもろに表に出てきてしまいます。われわれはそういうところを見ているんだと思います。ですから、言葉の理解の評価といっても、理解できたかどうかを、反応が正確であったか、そうでなかったかだけを基準に、正か誤という単純なカテゴリーに分けていくわけにはゆかないのですね。つまり、「この人はこの質問に答えられませんでした。はいマイナス一点」ということではなくて、「このことばは理解できなかったけれども、これを命令文としては理解している」とか、「その状況の中では全然おかしな行動はしていないよ」とか、文字通りの内容を超えて、もっと大きい枠での理解ができているかどうかをちゃんと押さえてみてゆく必要があります。そういう組み立てで見ていかないと大切な事実をいっぱい見落としてしまいます。

辻　基本的には、言語は、その場において自分が他者あるいは環境と、どういうふうに相互作用を持って適応していくのか、より精密にしていくところで働くということですね。

山鳥　そのとおりだと思います。

辻　最初は状況という大きな枠組みから、関心があるような対象に向かって、だんだん分節化された段階で思考に深く関与していくというような、そういった進化論的な流れ、あるいは個体の発達という、いずれもヒトの適応行動の具現ですが、そのようにとらえるのが自然ではないかということでしょうか。

言語発達も、個体発生的には、最初は「あーあー」など喃語のように分化していない曖昧なものから、周りの環境に合わせて徐々に音も意味も分節化していきます。だから、理論的にはどのような言語でも獲得する融通さをもって生まれてくると考えられています。ですから、関心や発達の方向がほとんど決まって生まれてくる他のほ乳類に比べると、ヒトは早く生まれてくることが関係するのか、脳機能の発達にはかなりの自由度といいますか、生後の発達環境によって初めて決まってくるところが大きいですね。言語はそのような状況で獲得された能力の一つなんでしょう。

山鳥　動物も含めて、われわれは環境を自分の能力の物差しに合わせて、分類し、認識します。動物では多分その物差しがきわめて大雑把であり、人間ではその物差しが高度に精密化しているという差があるのではないでしょうか。その世界分類の精緻化、分節化に言葉の出現が大きく貢献していると思います。

▒ことばの発達と障害

辻　ヒトは時空間の中で生きていますので、系列的な認識、事物の形態や色などの属性認識や、同時的・空間的配置の認識、対象や自身の体の動きや空間移動などを適切に認識するように進化してきました。特に空間把握は動物である人間にとっては極めて重要です。同時に、言語のような記号系の操作能力も、だいぶ後になってからですが備えるようになりました。いずれも現代のヒトにとっては不可欠な認知能力です。特に、生後、数年経たないと発達しない言語がヒトにとってクリティカルであって、これを失うと社会的にも深刻な状況を引き起こします。一般に生物が生後の環境によって獲得する能力としては、言語は傑出した興味深いものだと思います。

山鳥　生物学的にみて、言語は人間にもっとも特徴的な能力には違いないですね。他に、簡単に分離できるベーシックな能力としては、今ちょっと先生が触れられた視空間的な能力があります。視空間能力には空間に存在する物と物との関係を理解する能力と空間関係を自分で作り上げる空間構成能力があります。後者、つまり空間構成的な能力も人間に特有です。しかもこの二つはどちらかの能力だけが壊れて、どちらかだけが残るということがありますので、機能的には相互に分離可能な能力だと思います。

辻　そうですね。視空間的なそういう基本的構成能力に比べると、子どもの発達を見てもわかりますが、言語の発生はずっと後のことですね。言語の場合は、生後から、それこそ死ぬまで積み重ねられていくわけですが、まだ明らかに特定言語の基本を学習している最中の子どもが何らかの障害を持った場合、その回復への道程は大人の場合とはだいぶ違った経路をたどるのではないかと思いますが、いかがでしょうか。

山鳥　違うでしょうね。子どもの言語障害には、言語発達が悪い場合と、いったん正常に獲得されつつあった言語能力がなんらかの大脳疾患によって障害された場合を区別する必要があります。私は子どもの臨床経験はほとんどありませんので一般論になってしまいますが、前者、つまり発達性言語障害の原因はさまざまです。比較的言語発達に障害が限局する場合もあれば、知的能力全体の発達が悪い場合もあります。自閉症などのように、そもそもコミュニケーションへの意欲が生まれてこない場合もあります。一方、いったん発達しかけていた言語の障害は小児失語と呼ばれますが、こちらの基本的な病態は成人の失語と変わらないと言われています。ただ、成人に比べ、回復が良好なことが特徴です。若年の脳は柔軟性が高く、言語回復力も高いのですね。

言語における選択的な障害と同じように、空間構成能力に選択的な障害が生じる場合も知られています。たとえば、ウイリアムズ症候群では文献的には、言語能力と空間構成能力の発達に著しい差が見られると言います。言語発達はよくて、視空間構成能力の発達が悪いのですね。この点に注目した研究がたくさん出ています。しかし、よく調べると、そんなに単純なものではなくて、脳全体の構造が通常とは異なる形に組織化されているのではないかとも言われています。ウイリアムズ症候群は遺伝性で第七染色体に異常があるということがわかっています（永井　二〇〇四）。この遺伝子はなにも脳だけに効いているのではなくて、心血管形成や顔貌形成にも効いています。

辻　そうですね。当初、たとえば心理言語学者のS・ピンカーも、ウイリアムズ症候群の子どもたちは知能が遅れて視空間認知をはじめ認知障害があるけれども、言語能力に関しては全く独立して健全に、いや標準以上に発達していると、言語モジュールの生得性と独立性がここに明らかになったとの主張をしていました（Pinker 1991）。その後、実はそれほど単純ではないことがわかってきました。多くの研究によって、言語についてもやはり障害があることが明らかになり、日本でも初期語彙獲得に健常児とは異なる特異な獲得パターンを見せているとの報告もあります（Masataka 2000）。要するに、先生がおっしゃるように、よくよく調べてみたら、言語だけではなく、全体的な脳の働き方にも複雑な状況があることがわかってきました（Karmiloff-Smith *et al.* 2003; Mervis 2003）。最近では、サヴァン症候群などの事例も同じスタンスで解釈可能になってきましたね。

山鳥　そうですよね。

辻　何らかの障害により、大多数の人々とは脳の構造や働き方の構成に変更が生じているといいますか、ある特有の働き方が、ちょっと違った方向に昂進してしまったということなのでしょう。その結果、ウィリアムズ症候群の場合は、視空間能力などの障害が相対的に特に目立ってしまったということでしょうね。

山鳥　はい。視空間的なものというのはどちらかというと同時的な能力ですね。一方で、言語というのは時系列上に展開する継時的な能力です。この二つの能力を実現するために使われているシステムは、かなり違う働きをしているはずです。つまり基盤になる神経系はかなり違うはずなので、ある程度分離した格好で発達すると思います。

辻 その点と関係しますが、言語が相対的に安定した記号と概念の相互喚起性を持つことを除けば、その性質は音楽と似ているという気がします。いずれも時間軸に沿う系列的なものですが、音楽には和音やメロディ構成があり、言語も様々な語彙の選択にプロソディやパラ言語的要素が被さるという意味では、いずれもゲシュタルトです。もちろん脳の処理系は別でしょうが。

山鳥 そうですね。今のご指摘はウイリアムズ症候群では音楽能力の高い例が多いという、一般に認められている事実とも響きあいますね。

辻 一方、目で見るのは文字通り視空間ですから、いっぺんに色々な情報が同時的に入る感覚様式であるという点で異なります。

山鳥 同時的に空間に広がって存在するものを処理する能力と時間的に次々と生起するものを継時的に処理する能力とは質的に大きく違いますね。

辻 はい。おっしゃるとおりですね。ふと思い出しましたが、確か、岩田誠先生が、時間軸の制約のある音楽が、空間的に表現される究極の形がオーケストラであるというような事をどこかで述べておられました。

山鳥 なるほど。確かにそうですね。音源が複数個あるわけですから、空間的情報も大量に含まれていますね。神経心理学では聴覚情報が作り出す空間世界を聴空間と呼んでいます。

辻　そう言えば、子どもの頃、初めて大きなステレオで、オーケストラの演奏を聴いたときの音の深みと広がりには、妙に臨場感を感じて興奮した記憶があります。まさに聴空間ですね。脳で聴いているんですね。

▨話しことばと手話

辻　ことばの障害ではありませんが、耳が不自由な聾《ろう》者の場合、いわゆる手話を使う人が多いと思います。日本では聾の学校でもあまり手話を教えないそうですが（酒井　二〇〇二）、それでも日本には日本手話があり、たとえばアメリカではアメリカ手話（American Sign Language：ASL）のように、いろいろな手話が存在しています。手話は補助言語のようなものだろうと誤解している方もいるかもしれませんが、われわれが普段使っている話し言葉と比べて全く遜色のない完璧な自然言語だと言われています（Klima & Bellugi 1979）。そうだとしますと、主に関与する感覚様式が異なりますので、健聴者が言語を使うときの脳の使い方と、手話を使う人の脳の使い方はどうなっているのかということが問題になります。手話の獲得過程は健聴者のそれとほぼ同じようなプロセスをたどると言われています（鳥越　二〇〇一）。

健聴者の場合は聴覚を言語の理解過程と構音過程の両方で使いますが、手話を使う人の場合はどうでしょうか。症候や高次機能イメージングの研究などで明らかになっていることはあるのでしょうか。

山鳥　手話については実際の経験は全くありません。手話で知りたいことの一つは生まれつきの手話者が脳損傷を生じた場合、どのような障害が出るのかということですね。手話には独自の語彙や統語表現があり、これらはすべて両手を使っての空間運動として実現されます。このような独自の言語活動のシステムが脳損傷でどのような壊れ方をするのか、というのが知りたいところですね。

辻　人の話すのを聴く場合、もちろん発話するときもそうでしょうが、ある程度の長さの音を塊（ゲシュタルト）として作業記憶の中に入れると言われています。つまり音韻ループとして理解のレベルに到達するまで一時的に回しておいて操作する必要があります。この場合、インプット処理では、一次聴覚野や音韻処理系などがまず働くと思いますが、耳が不自由で手話を使う場合は、視覚情報として入ってきますから、当然、視覚野が働きますね。そうすると音韻ループのようなワーキングメモリーは、理屈から言えば視覚的なものとなるはずです。そして不幸にも聾の方が脳損傷などで失語症になった場合は、健聴者であった患者さんとはどのような違いを表すのか、あるいは同じなのか知りたいところです。実際、手話失語の人の症例研究はH・ポイズナーらによるものなど、以前からあって（Poizner *et al.* 1987）、感覚モダリティは異なっても、健聴者と同じような脳の働き方をしているというデータもあります。日本の神経心理学や高次脳機能障害学の分野で明らかになっていることにはどのようなことがあるでしょうか。

山鳥　先生が触れられた、ポイズナーたちの手話者の脳損傷に関する見事な研究報告は言語の大脳基盤を考えてゆく上でさまざまな示唆を与えてくれます（Poizner *et al.* 1987）。この研究では三例の左半球損傷と三例の右半球損傷症例が集められ詳しく検討されていますが、手話失語は左半球損傷例にのみ認められ、右半球損傷例では認められていません。聴覚―構音系を用いず、視覚―上肢運動系を用いた記号系であるのにもかかわらず、手話の大脳基盤は健聴者と同じく左半球なのですね。この驚くべき事実は言語成立の基盤的能力が何であるにせよ、聴覚―構音系や、視覚―上肢運動系などを動かしている神経システムを超えた水準のものであることを教えてくれます。

さらにわれわれにとって重要なことは象徴性行為能力、その障害は観念運動失行と呼ばれますが、この種の行為能力が三例の左半球損傷例のうち二例で保存されていたという事実です。観念運動失行というのは簡単に定義しますと、さようならと手を振るなどという、象徴運動の実現障害ですが、これが失語と平行して障害されてはいないのですね。素人が考えますと、手話は手を使う象徴運動のきわめつきのように思えますが、手話失語はあくまで言語障害であって、非言語性象徴運動障害である観念運動失行とは質が違うわけです。

辻　手話が音声を介さない別のモードを持った言語であるということが良くわかりますね。それだけではなくて、言語は基盤となる様々な能力を必要としつつも、それらを超えたところでできあがっているということもわかります。

山鳥　日本人手話については正高さんのお仕事があります。彼によりますと、聾の乳幼児に成人聾者の手話使用者が語りかけると、健聴者乳幼児が母親の話しかけ（マザリーズ（motherese）、正高さんの訳語だと母親語）に対する時と同じように、かれらはその手話に特別な関心を示すといいます。さらに興味深いことに、健聴乳幼児も成人聾者から手話性マザリーズが与えられると、そこへ選択的に注意を向けるというのですね。すなわち乳幼児は聴覚か視覚かという入力様式の違いを超え、その中に含まれるある種の特別な情報、言語的な情報ということですが、この特別な情報に集中し、その情報に反応できる資質を備えているということのようです（正高　二〇〇一a）。

辻　そうですね。母親語（養育者語ともいう）に関する研究がありました。正高先生のご研究では、言語習得の身体性について実証的なデータが提示されていますね。発達の初期段階では、子どもは養育者とのやりとりをする中で、特定の身体感覚に基づいて、あるいは自分の身体の動きなどになぞらえて、ことばを覚えていくそうです（正高　二〇〇一b）。健聴者も聾者も赤ちゃんの時、言語的刺激にはモダリティを問わず注意を向けると言うことですね。聾の乳児の喃語段階では健聴者が見せないような複雑な手の動き、いわば手による喃語を示すそうです。

第二部

ことばの原型

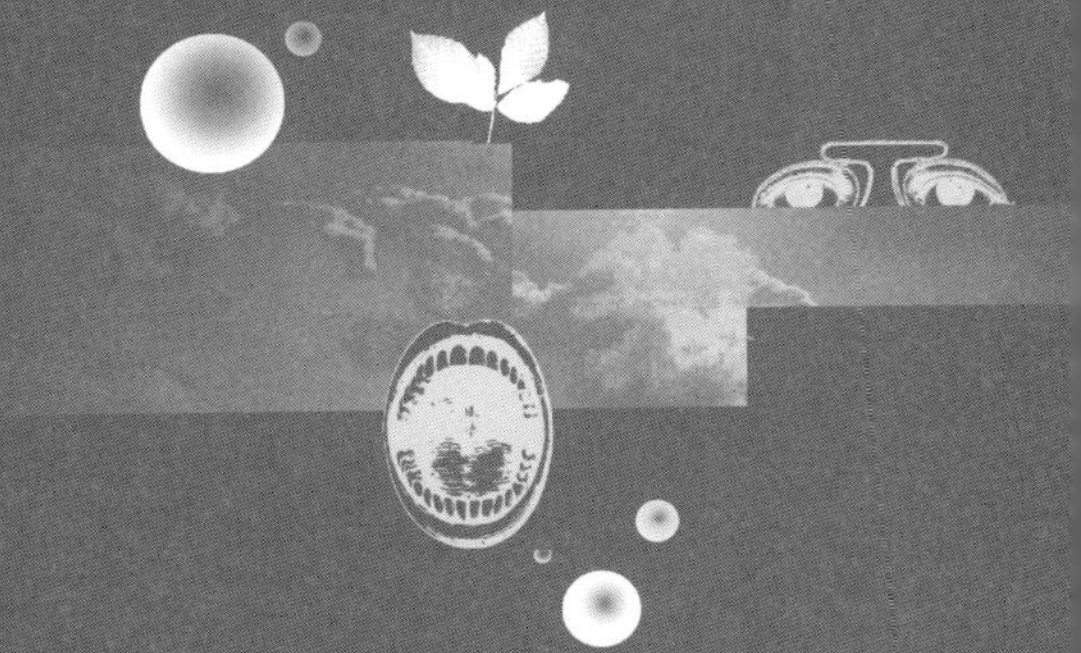

第七章　脳からみたことばの基盤

進化とことば

辻　ことばはどうやって生成されるか、あるいは理解されるのかということを考えてみたときに、どれ一つとして言語に限定された、あるいはそれ特有の知覚・感覚器官や運動器官はないですよね。たとえば、先ほどお話に出ましたが、聴覚に障害があれば、視覚を利用した手話ということも可能になります。ここから進化論的な付け足しで出来上がってきたともいえます。

そう考えてみますと、言語学では、ことばというものを、音声、音韻、形態、統語、意味という具合に分けていますが、視点を変えれば、記号としての要素と、要素間の結合パターン、そしてさまざまな表象との結びつきが基本なのかもしれません。実際、先生が今までご研究されてきた領域、あるいは臨床の場から見て、ことばをどのようにとらえたらよいとお考えになりますか。

山鳥　難しいご質問ですが、私の考えの原点はことばは行動の一つだということです。基本的には個々の生体、K・ゴールドシュタインの表現ですと、オーガニズムですが、このオーガニズムが環境の中で適応しようとして、いろいろな行動を起こします(Goldstein 1940)。環境の中でうまく適応するための行動表現の形式の一つというか、一つのやり方がことばだと思います。

したがって、生物の進化の過程でことばが全く新しい質の能力として人間に突然現れたとは考えにくいですね。神様がことばを与えてくれたというのは非常に素朴な発想ですが、やはりこれは思考をさぼった怠惰な考え方で、ことばの発生は進化論の流れの中でみるしかないと思います。たとえば、先生がおっしゃったようにことばに必要な特有な装置なんか、からだのどこにもないわけです。われわれはさまざまな器官を使ってことばを実現します。唇を使い、舌を使い、口腔を使い、咽頭を使い、鼻腔を使い、さらには肺を使ってことばを作り出すわけですが、これらは本質的には息をするための器官であったり、食事をするための器官であったり、においを嗅ぐための器官であったり、もともとは生物が環境と適応するために発達させてきた、必要不可欠な行動を実現するための器官です。

そのような器官が、ことばという新しい能力の実現に向けて、少しずつその力を貸し出しているように見えますね。たとえば、進化の過程で、単に呼吸音だった連続性の音が、分節されてゆく、ということが起こります。チンパンジーだと一回の呼気では一つの連続した音しか出せないそうですが、人間だと、一回の呼気音を、いくつにも分節することができます。そうなると、この分節音を信号に使えるチャンスも増えますよね。もともと備わっていたわれわれの身体装置を、別の目的にうまく利用するチャンスが生まれるわけです。言語はそんな感じで、だんだんと出現してきた能力なんじゃないでしょうか。

現時点でみますと、所与のものとして存在するようにみえることばですが、そのままここにポンと出現したのではなくて、長い進化の中で今の形を取るようになってきたのだと考えられます。

辻 そうですね。私もそう思います。先生がおっしゃるように、進化という文脈において言語を考えますと、人間は身体をもって環境との相互作用を行いながら生きているのですから、環境や身体を考慮せずに言語を高次認知処理の中で、非常に限局した形でとらえて、人間だけが持っている特異な能力であるという具合に切り離してしまうことには少し躊躇を覚えます。確かに人間に特異な能力ですが、進化や適応ということを考えると、もう少し違うアプローチがあっても良いのではないかと感じています。他の動物も含めた連続性の中で、様々な心像に言語という記号を貼り付けて系列的に配列することで、さらに上位の心像階層を創り上げるという、エポックメイキングな現象の出現をみるべきかと思います。出現自体はいきなりなのか、徐々になのか、私にはわかりませんが、少なくとも土台は長い時間をかけて出来上がったはずです（Deacon 1997）。ヒトの脳は既存の能力に必要なものを足しつつ、ダイナミックに進化してきました。

ですから、環境や身体、そしてさまざまな認知能力と言語のつながりをていねいに押さえていく必要があると思います。言語の構造や、生成と理解の仕組みがどのようになっているのかということだけではなく、そもそも、どうして言語を使うのかという視点も重要です。人間に特有の言語を使わない知的な行動も、物作りや芸術をはじめ、それこそ、いっぱいありますから。

一方、ヒトと近いとされる類人猿やイルカなど、知的能力の高いとされる動物との比較も教えてくれることが大きいと思います。たとえば、サルの毛繕いだって、社会的なパワーポリティックスやグループダイナミックスが土台にありますし、先を見通す能力が必要かと思います。こうした能力は、他人の心のあり方を推測することのできる、いわゆる「心の理論」(theory of mind) のようなものを持つことにもつながります。心の理論は社会性だけではなくて、行動としての言語の獲得にも必要です。また、人類の場合は群れ (社会) がとても大きくなって、サルのように毛繕いなどとてもやってられないので、その代わりに言語が発達するようようになったとする観測さえあります (Dunbar & Dunbar 1997)。もっとも、毛がどのくらい太古の人類にあったのか私にはわかりません。言語が発達するにつれて群れも大きくなったのかもしれませんし、群れが大きければ言語が発達するというのでもないでしょうから、他の共進化が複合的にあったのだろうとは推測できます (Gärdenfors 2003)。

山鳥　難しい問題です。勝手なスペキュレーションにすぎませんが、言語は動物の社会性の高度化につれ、個体を社会生活に適応させ、かつその社会を外敵から守るためのきわめて効率的な手段として出現し、発達してきたのではないでしょうか。仲間と自分の心の動きを、外敵に向けて共有できる能力が発達し、それと同時に共通の外敵に対する、共通の心理状態を表出する音声が多様化し、複雑化していったという筋書きが書けるのではないでしょうか。

話がすこし飛躍しますが、人類言語の祖形に最も近いのは、アフリカで今も狩猟生活を続けているサン族（ブッシュマン）たちのコイサン語ではないかということが、遺伝子研究から言われています（Pennisi 2004）。これはいわゆる舌打ち音（クリック音）で、私もネット上でサンプル音を聞いてみましたが、結構バラエティがあります。今はサバンナに入っての狩りの時にしか使われないそうですが、葉のそよぎにまぎれるような音なので、獲物に接近するのによいのだそうです。

辻　いろいろとご存じでいらっしゃるので驚きました。クリック音とは、吸着音のことですね。日本語には舌鼓みたいな非言語音がありますが、これが吸着音の一種で、今、先生がおっしゃったまさに舌打ち音です。コイサン諸語には先生があげられたブッシュマン語の他、ホッテントット語やコオ語などの言語があります。ちなみにコイサンというのはホッテントットなどの牧畜民たちが自らを「コイ（人）」と呼んで、狩猟民を「サン（採集をする人）」と呼ぶところからきたようです。他に吸着音のあるものには同じくアフリカのバントゥー諸語のコサ語などがあります。

いずれの言語も多くの吸着音があって、コオ語には八〇種類近くあるようです（Ladefoged & Trail 1984）。調音場所も歯茎部や両唇部だけではなく、硬口蓋や後部歯茎部など多彩です（図7―1）。日本人にとってみれば「えぇ、ほんと」というような珍しい言語音が多いですね。私が言語学概論の講義をするときには必ずCDなどで他の主な語族に属する言語音と一緒に学生に聴いてもらい、言語音の想像を絶する多様性にふれてもらうようにしています。一様にえらく感心してくれるので、一気に講義が進められます。でも、どうして吸着音のような音がこれほど発達したのか

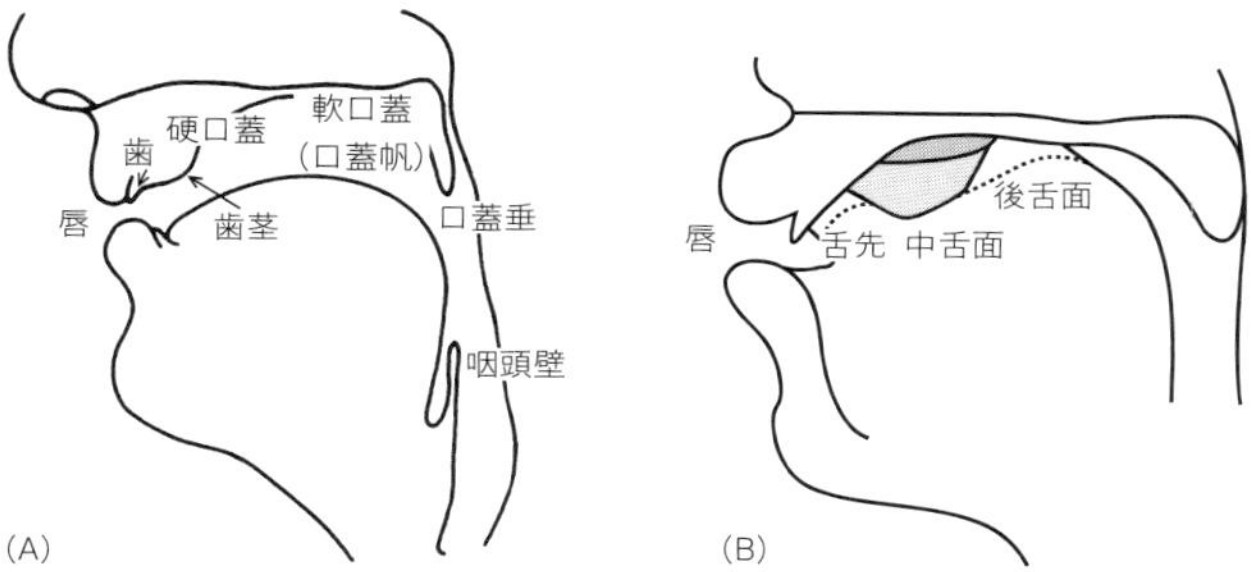

図 7-1　声道の上側の面の主要部分(A)と歯吸着音における動き(B)：最初に舌先と後舌面が両方とも上がり、暗い影で示したくぼみの中に空気を閉じ込める。中舌面を下げると、そこが薄い影で示したように広がる。次に舌先が点線で示した位置まで下がり、その少し後に後舌面が点線で示した位置まで下がる。(Ladefoged 1975)

は正直わかりません。先生があげてくださった遺伝子研究の仮説が成り立つとすると面白そうです。話が横道に入ってしまいましたね。

山鳥　少し脱線しましたが、失語症に戻りますと、失語症の症状理解にも進化の視点が必要ではないかと考えています。失語症の症状というのはいろいろなパターンがあって、一人として同じパターンを取らないんです。われわれのほうで強引に分類し、類型化して、この人はこういう症候群、この人はこういう症候群というふうに整理しますが、これって実はわれわれの頭を整理するためのもので、実際の患者さんの示している現実とは微妙に合わないことが多いのですね。実際に患者さんが出している症状、患者さんが脳損傷によって陥っている状態というのは、ひとりひとり全部違うといってよい。一〇〇人いれば一〇〇パターンがあるわけです。むしろ症状の多様性があるのがなぜか、ということのほうに本質があるように思います。

それはたぶんひとつひとつのオーガニズムとしての患者さんひとりひとりが、その脳損傷を受けてしまった自分の脳でもって環境にどう適応しようとしているのか、ということですね。全力を挙げて、というと変な表現ですが、個体全体で環境へ対応しようとしているわけです。その反応の仕方というのは、個々人によってみな違います。むしろ違って当たり前で、その違いの中に何か共通の原則、あるいは原理的なものを見ていかないといけないわけです。それは言うは易くして行うは難いことなのですが。

辻　おっしゃるとおりですね。患者さんが健常だった頃の脳の働き方とは異なっても、懸命に適応しようと脳が持ちうる力を出して働いているのですね。

実際に患者さんを診ていらっしゃって、病巣と症状の関係には、いろいろなパターンがあるとのことですから、整然とした対応表はないのかもしれませんが、脳の形態と機能を理解するためには、それでも類型化していくわけですね。でも類型化すると必ず例外が出てしまう。症候群という呼び方自体が大きく括った感じで響きます。患者さん個人にとっては例外ではないのですから、先生がおっしゃる症状の多様性に本質があるというのは、まさに問題の核心ですね。

山鳥　一般的に言って、症状の多様性は障害の水準に対応しているところがあります。つまり、大脳損傷が知覚入力領域に近いほど、あるいは運動出力領域に近いほど症状にある程度の均質性が認められます。言い換えますと、ある情報処理様式に限定した障害であるほど症状は均質性を増します。たとえば、純粋語聾と呼ばれる症候群があります。この症候群では、言語の諸機能のうち聴覚性入力の処理だけが障害されます。つまり、耳から聞かされることばは理解できないのですが、文字を介して眼から入ることばは理解できます。あるいは相手のことばはさっぱりわからないにもかかわらず、自発的に喋ることばにはほとんど障害が認められません。このような場合は言語処理でも初期の音韻処理段階にだけ障害が限局するために、症例間での症状差が少ないわけです。当然ですが、病巣も比較的聴覚野の近傍に限定されます。ところが、言語の諸機能のうち、意味処理などの障害になりますと、個人によってさまざまな症状パターンが出ます。障害の程度もさまざまです。病巣もさまざまで、表面的に症状パターンが似通っていても、責任病巣は遠くはなれていたりします。

▨意味の脳内構造——身体と空間

辻　言語には通常の音声言語と、手話のような視覚言語、そして書きことばのような書記言語と分けることができます。このような手段や形式に大きな違いがあっても、常に究極的にかかわるものが意味です。言語の音構造も形態・統語論的構造も、意味を生成し解釈するという認知的な仕組みの一部に他なりません。意味の生成と解釈にはさまざまな認知能力が関係しますので、とてもやっかいだと思います。

解釈や理解に障害のある失語症の場合、意味処理に関係するウェルニッケ領域の上側頭回後方に障害の可能性があると教科書などにはよく書いてありますが、ウェルニッケ領域がかかわる音韻入力系の処理に障害があるのか、最終的に意味を浮かび上がらせる表象記憶のネットワークとの結びつきが壊れたのかなど、原因はいろいろだろうと思います。意味ということについては、神経心理学的な知見としてどの様なことがわかっているのでしょうか。

山鳥　意味、特に単語の意味、モノの意味ですが、モノの意味と脳構造との対応関係がすこしずつ分かってきています。機能解剖学の原理みたいなことを申しますと、われわれの脳は外界対象をそのまま、ありのままに受け入れる手段を持っていません。その外界対象が提示する情報をいったん、いろいろな感覚様式に分け、脳へ取り込むわけです。たとえば視覚部分の情報というのは、視覚系から入って脳に入っていく。聴覚の情報は聴覚系から入って脳へ入っていく。触覚の情報は触覚系へ入っていくわけです。ただし、それぞれ一つの感覚様式から取り込んだ情報だけでは、多分そのモノの意味は成立しないのではないかと思います。二つ以上の感覚処理様式を経た情報が、ふたたび統合されないことには、経験としての意味は立ち上がってこないのではないか、という仮説を持っています（山鳥　二〇〇三）。

辻　特にモノや生き物のような指示対象が具体物である場合については、その具体物との身体的なかかわりとか、その具体物が持つ質感とか、複数の感覚様式を通して得た情報を統合して記憶しているわけで、いわゆるマルチモーダルなネットワークが形成されるのでしょうね。

山鳥　そうですね。たとえば音を一つ聞いても、それがカラスの声だと言うためには、その音とカラスというものの視覚イメージとが結び付かないことには意味も出ようがないですよね。あるいは「これが茶碗である」と言うふうに茶碗というものがわかるには、さまざまな情報が必要です。茶碗を見ただけで、触れるということがなければ、茶碗の形のイメージはでき上がるかもしれませんが、それだけでは意味は出てきません。触るとか飲むという経験とくっ付いて初めて、これは茶碗だという、食器としての意味が立ち上がってきます。いろいろな感覚がその感覚だけでユニモーダルに処理されていたのでは駄目で、そのユニモーダルなものが、マルチモーダルな処理に変換されるところで意味が出てくる可能性があります。

私が以前から興味を持っている問題に身体部位概念の障害があります。身体部位概念というのは非常に不思議なものです。たとえば「鼻はどこですか」と聞かれて、自分では見えてもいないのに、「ここです」とちゃんと自分の鼻をさわることができます。あるいは、「目」ということばを聞くと、やはり見えてもいないのに、「目というのはここにあるものだ」というふうにわかりますよね。鼻や目などという身体部位は顔の一部であって、空間的に分離した、独立したモノではありません。ですけれどもわれわれは名前を聞けば簡単にその部位を指し示すことができます。空間的には連続した場所ですが、概念的には分離しているわけです。

それで、この身体部位概念の障害の何が面白いかといいますと、大脳損傷では、他のカテゴリーのモノの理解は大丈夫なのに、身体部位の意味理解だけが怪しくなってしまうことがあるのですね。そして、そのような事態を引き起こすのは脳のどの部位の損傷なのか、といいますと左大脳半球の頭頂葉なのです。じゃあ、左の頭頂葉は一体どういう場所かといいますと、生理学的に分かってきていることは、ここは空間関係を処理するのに非常に大事な領域であるということです。視覚性の空間処理にも重要なのですが、身体性の空間処理に非常に重要なのです。われわれは、身体の各部位から入ってくる、いろいろな体性感覚情報、皮膚から上がってくる触覚だとか、関節から上がってくる動きの知覚だとか、さまざまな情報を集約して、今、動いたのは右手であるとか、今何かが刺さったのは、左足の裏であるなどというふうに、身体部位の異常を、ただ異常と認知するだけでなく、どの部位の異常であるかを即座に定位できるわけですが、この働きを担っているのが頭頂葉なんですね。

このように頭頂葉は空間というものを理解するのに非常に大事な役割を担っています。では、空間の概念とはどういうものかと考えますと、体性感覚や視覚や聴覚など、単一の感覚様式の情報からだけでは出現しようのない概念です。最低でも知覚情報の他に運動の情報が必要で、ある様式情報を他の様式情報とクロスしたような水準でしか出てこない概念だと考えています。そのような、様式横断性の、空間情報の処理に重要な領域にかぶさった形で、身体部位概念の理解にかかわる領域が存在しているという事実に興味を引かれます。

辻　さまざまな感覚様式の連合によって成り立つ構成概念なんですね。自分という立体的な動くものと空間世界がつながっているというか、重ね合わさって理解されているということでしょうか。多くの基本的な概念は身体的基盤の上に成り立っているという、認知科学が問題にする身体性あるいは身体化（embodiment）ともかかわる示唆的な事実だと思います（辻　二〇〇二）。

山鳥　さらに面白いのは、頭頂葉では身体部位だけでなく、たとえば右とか左とかいう単語の意味理解も壊れやすいんです。右や左は空間関係そのものでしょう。空間関係を外して右や左は理解できないわけです。右がここに存在するわけではないし、左がここにモノとしてあるわけでもない。右があって左がある。左があって右があるわけですね。このような概念の理解も、やはり頭頂葉が損傷を受けたときに壊れてくることがあります。

おそらく、身体空間にかかわる情報や、それと密接に結びついた身体外空間にかかわる情報が相互に関係づけられて、ある種の空間参照系が成立するのだと思います。そのような生理学的な空間参照系が身体像として心像化されるのが頭頂葉なのだと考えられます。その空間的身体イメージに、ミギやヒダリという音韻系列が記号として貼り付けられますと、そこに言語的意味が成立します。

逆に具体物である茶碗などの物の意味はどこに成立するかといいますと、これは側頭葉なんです。どちらかと言えばですが。どうも大脳の働きと意味が成立する条件には、密接な関係がありそうなんですね。

辻　興味がつきないですね。たとえば、前後、上下のような空間関係の語彙についてはどうでしょうか。いずれも左右のもつ関係とは異なる決定論的なところがありますが、基本的な空間関係であることには違いはありません。

山鳥　当然出てくる疑問だと思います。私もこの点に興味があり、身体部位名の理解障害を示す患者さんにはマエ・ウシロ・ウエ・シタなどの意味についても尋ねてきましたが、あまりはっきりしません。少なくとも、このような空間概念を表す語彙だけの選択的な障害を経験したことはないですね。

辻 ある程度相対性があってもおかしくない左右に比べると、上下や前後は絶対性が高いとも言えますね。ヒトは重力が地球の中心に向かっているという環境下で生きていますし、一度に一方向にしか進めないという物理的制約は避けがたいことです。単なる推測ですが、前後とか上下は障害されにくいかなり深い遍在的なレベルで関与している可能性があるのかもしれませんね。無重力の中に生きるアメーバみたいなものだったらきっと違ったでしょう。

身体性——環境と身体の重要性

辻 先ほどまでのお話に関連しますが、ダマジオ夫妻は面白い論文を数多く出していますね。特にA・ダマジオですが、彼の著書の底流にある考え方は、心は脳だけによって独立して成り立っているのではなくて、身体や環境とのやりとりがあってはじめて成り立つという生物学的な主張だろうと思います（Damasio 1994, 1999）。いわゆる、ソマティック・マーカー仮説を唱えていますね。ヒトの心理現象は、外的環境世界との相互作用をする脳と、身体を持つ有機体として自らの体とも相互作用する脳という二つの文脈をもってはじめて理解できるというようなものです。先ほどのお話の身体部位や左右などの空間関係の語彙のありかを考えますと、身体の在り方が基本になっているものがあるとわかります。

山鳥　ダマジオは神経内科医として神経心理学をやっていますから、彼の考え方は、私などには同業者として非常にすんなりと入ってきます。彼は神経内科医の当然の立場として、身体障害と心理障害を連続的なものとしてとらえています。脳を考える時も、脳を外界情報の処理装置としてのみとらえるのではなく、身体内部から上がってくる情報の統合装置としての働きも重視しています。非常にバランスのとれた考え方だと思います。われわれの脳は発生的に古い部分を包み込んだ形で進化してきましたが、古い部分、具体的には視床下部や上部脳幹と呼ばれる領域ですが、こういった古い領域では内分泌系や、自律神経系、さらには脳幹から上行する特殊な網様体投射系など、有機体としての生体を統合するためのシステムがお互いに近接し、密接な網目を作って存在しています（図7―2）。これらの原始的な脳の統合的な働きがわれわれのもっとも基盤的な行動、つまり本能的な行動を駆動するわけです。

彼のソマティック・マーカー仮説というのは、このような中枢神経系の原理的構造、つまりその時々に筋肉、内

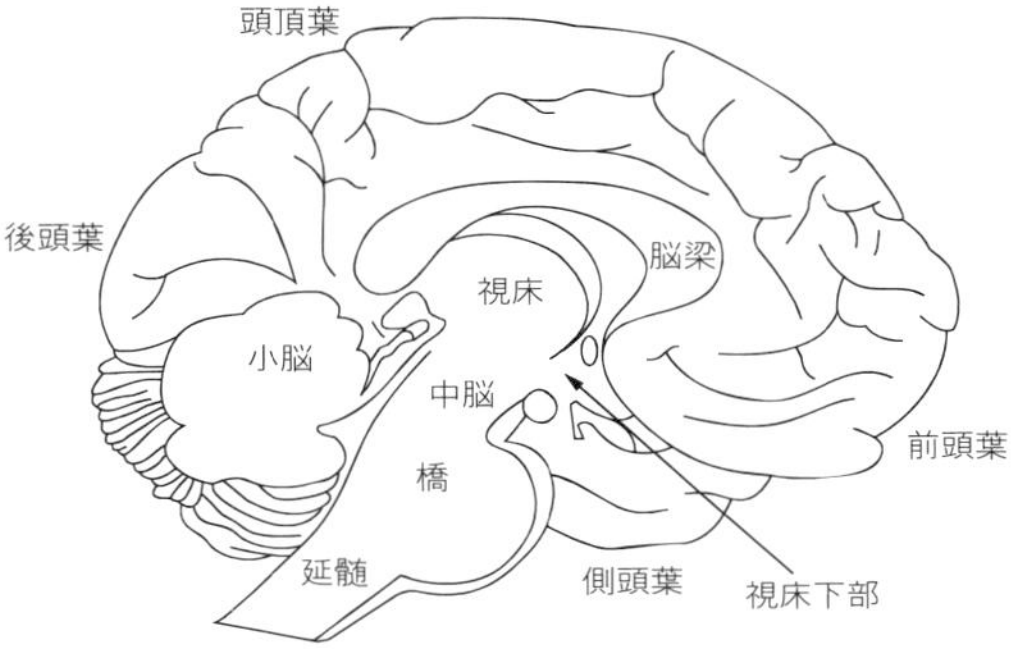

図 7-2　橋から中脳にかけての領域が上部脳幹。中脳の直上部が視床下部。

臓、血管、分泌腺など、われわれの身体基盤から上がってくる情報と、その時々の心理的経験の統合したものが、経験として残され、その後の行動の決定因の一つ、それも重要な一つとなるという仮説ですね。そして、そのような統合の起こる部位として前頭前野を挙げています。前頭前野の機能についてはすでに一九二〇年代からさまざまな仮説がたてられてきていますが、彼のソマティック・マーカー仮説はその中でも非常に魅力的な考えだと思います。彼の『デカルトの誤り』（原題は *Descartes' Error*）が出たのが一九九四年、『できごとの感じ』（原題は *The feeling of what happens*）が一九九九年ですね。この二冊はどちらも一読すると、知的興奮を呼び起こさずにはいられないすばらしい本ですね。当時、前任校の勉強会で二冊をまとめて紹介し、教室員にぜひ読むように薦めたのを思い出します。

辻　認知と言語の研究領域でも、身体性ということが一つのキーワードになっています。だいぶ以前ですが、G・レイコフという言語学者がカテゴリー化に関する認知意味論の大著を出していま す（Lakoff 1987）。その中で言語の身体性ということが広範に論じられています。同じ年に、M・ジョンソンという哲学者が同様に身体性と言語をつなぐイメージ・スキーマについて論じた本を出しまして評判になりました（Johnson 1987）。実は、同年にはR・ラネカーという言語学者も『認知文法の基盤』という書を出しました（Langacker 1987）。これもまた分厚い学生泣かせの本でして、後に二巻目も出ます。レイコフらとは別の研究プログラムですが、身体的基盤を考慮した「認知文法」と呼ばれる新しい文法理論の文字通り基礎となる考え方を打ち出しました。後に、ノーベル賞を受賞した、山鳥先生も良くご存じのG・M・エーデルマンが、彼の有名な著書でレイコフらの考え方を肯定的にとらえて、最後の付章をその議論にあてています（Edelman 1992）。ダマジオは以上のすべての書籍について、彼の仮説の基底にある考え方を共有するものであるとして引用しています。神経科学と言語学がめずらしく基本的なところで一致点をみた興味深い現象であると思っています。

山鳥　エーデルマンは少しかじったことがありますが、好きですね。先生のご発言とは脈絡が違ってしまうかもしれませんが、彼の考えに惹かれるのは、やはり進化論的な考えを心の理解に持ち込もうとしているところです。彼が作っている人工装置ダーウィンというのは、自分が所有している環境カテゴリー化能力だけで、新しい環境に適応する能力を創発させようとするものです。ま、これはかなり古い話ですので、最近、このダーウィンがどう発展していっているのかは知らないのですが。

われわれは生まれつき、大量の神経ネットワークを持って生まれてきますが、そのうち自己と環境の相互作用にうまくマッチするネットワークだけが生き残ってゆく、それが認知の発達なのだというのが彼の説で、ご本人が神経ネットワークの適者生存説と名づけています。発想が新鮮で、非常に刺激的です。われわれの心は個別の情報を処理するのではなく、文脈情報を処理するのだという視点も重要だと思います（Edelman 1979; Rosenfeld 1988）。

辻　はい。情報は文脈があってはじめて意味をなしますね。こうした考え方は、むろん、知的メカニズムを身体にまで全部おろそうというような発想ではありません。むしろ、知的メカニズムが身体を基盤として、環境との相互作用も働いて発生してきたのだという生物学的な現実を見逃してはならないと言っているのだと思います。ヒトは地球という自然環境の中で動き回るのに便利な身体や感覚器官を持ち、それらと調節し合い統御するための脳を作り上げてきました。そうした環境的・身体的制約というか、条件の上に認知活動は出来上がっています。

山鳥　人間の認識の力に生物学的な制約による限界があるのかどうか、というのは理論的にはすごく面白い問題ですね。われわれは限界を持ちながら、その限界を超えようとして、挑戦し続けている不思議な生物だと思います。

辻　そうですね。特に言語の発生によって、理屈の世界や空想の世界を作り上げ、共有までするようになりました。知識を蓄えて後続の個体群に伝えるという意味では、言語の果たす役割は一種の累積的進化のような、トマセロが指摘するラチェット効果を言語は生み出していると思います(Tomasello, Kruger & Ratner 1993; Tomasello 1999)。ラチェットとは、歯車が滑って逆回転したり、後戻りしたりしないように付いているつめ車、歯止め(ratchet)のことです。

一方、言語獲得過程にも、今までお話しした身体性や空間認識の連関を見ることができます。子どもがことばを獲得していく過程を観察しますと、乳児から幼児期にかけて、母親や周りの人たちや玩具などと様々な関係を持ちながら、その場その場で言語を含む刺激を受けながら成長します。それぞれの五感や体性感覚あるいは運動を通してマルチモーダルなチャンネルで身体的相互作用を持ちます。おそらく言語の土台もこの時期にかなり出来上がるはずです。このあたりは発達心理学や行動科学の場で明らかにされてきています。私の経験では、ことばを覚え始めの子どもが、親とボールを転がし合っているという簡単な遊びでも、「今、お部屋で、お父さんが、ボールを、手で、お父さんから、僕に向けて、転がして、くれた」というような状況を、そこまで分節化していなくてもおおかたを理解していると推測されます。こうした遊びには「時、場所、動作主、対象、道具、起点、目標、受益者、動作」など、言語が発達した段階でみられる文法的格関係に投影されるものが深く関係しています。キャッチボールのように順番に転がし合いますので、会話の原型でもあります（辻　一九九六、二〇〇三）。

相手と同じモノを注視して、楽しく遊ぶ行為にはいくつかの段階を経たジョイント・アテンション（共同注意）が介在し、社会化や言語の発達と同じように、心の理論の発達に結びつくものと言われています（Tomasello 1995；大藪　二〇〇〇）。親たちの話しかけや、一緒に遊ぶといった一体感、モノを摑んだり、かわるがわるモノを転がしたり投げたり、身体の視空間的なリズミカルな動きを通して、ことばは形作られていくのだろうと思います（麻生　一九九二；正高　二〇〇一b；Masataka 2003）。

▨ジョイント・アテンション（共同注意）と比較認知科学

山鳥　トマセロを読んでいませんので、無責任な感想になりますが、ジョイント・アテンションという現象はすごく面白い発見ですね。誰もが知っていることで、しかも言われるまでは誰もが気づかなかった、というタイプの現象ですよね。ある程度客観性が保証される現象だけに興味を惹かれます。このような行動と結びついた現象で、観察の手がかりになりうる事実はまだまだ目の前に存在しているのかもしれません。

私は心の成長過程で本質的に重要な部分は心像形成能力の成長ではないか、という勝手な仮説を暖めています。心像には単一の対象についての心像といった、どちらかと言えば単純なものから、自分の周囲に展開するシーン、あるいは状況像といったかなり複雑なものまで、多様な段階のものが考えられます。状況を理解する一つの手がかりがシーン生成の力であり、このシーンが相手ののと重なりあって形成されることが、共同生活の能力を発達させる上で重要なのではないかと思います。相手と自分のシーンが重なると、注意も同じ方向へ向きやすくなるのではないでしょうか。

辻　おっしゃるとおりですね。相手と自分のシーンが重なるという表現は新鮮で、とても説得力を伴って響きます。

山鳥　ところで、ジョイント・アテンションはなにも人間に特有ではなく、哺乳類、さらには鳥類にも見られるそうですね。カラスには相手の心を読み取る力があって、相手をだますことさえできるそうですね。

辻　はい。進化心理学的な関心から、ほ乳類の中でも脳が発達したチンパンジーなどを使ったジョイント・アテンションの研究が盛んに行われてきています。先に名前の出たトマセロなどもチンパンジー研究で著名なS・ランボーなどと一緒に、チンパンジーには共同注意と模倣学習スキルのあることを示しています。ヒトの赤ちゃんと、ヒトに教育されたチンパンジーを、自然と同じ環境で育ったチンパンジーと一緒に研究しているのですが、赤ちゃんと教育されたチンパンジーには共同注意などが観察され、そこにはモノと言語と注意の方向付けが社会的認知や文化的学習に支えられているのではないかということが決定要因として関与するとしています（Tomasello, Savage-Rumbaugh & Kruger 1993）。

ふつう、動物は餌を見つけるとその方向を見ます。眼を有する生物は生存のために、網膜に特定の生き物や物体、つまり敵や捕食者と食べ物を検出する仕組みが備わっているそうですが、仲間がどこを見ているのかということにも注意を向けられることが、たぶん脳生理学的な基盤があって可能なのだろうと、私は素人ですが推測しています。山鳥先生も彦坂先生と一緒に出された本で述べていらっしゃいますが（彦坂他 二〇〇三）、対象を追いかけて注視することを可能にするような眼球運動はサルやヒトに特徴的だそうですね。他のほ乳類も頭を動かして眼を対象に向けることは可能でしょうから、眼球運動と視線の方向が注意に結びつけて考えられそうです。それが共同注意に発展するというのは条件を満たせば進化的に繋がっているのだろうと思います。

サルの場合は、上側頭溝に視覚的な刺激に反応する細胞、それも相手の顔や頭がどっちを向いているか、どういうふうに見えるかということに反応する細胞があるようです（Pererett *et al.* 1985）。この上側頭溝に損傷があると、サルの場合は視線に対する感受性が低下しますが、人の場合も相貌失認の患者さんは同様の障害を持ちやすいという研究があります（Campbell *et al.* 1990; Heywood & Cowey 1992）。これは山鳥先生がお詳しいと思いますが、もし事実だとしますと、眼・眼球運動・視線と注意のような認知活動には、同様の神経生理学的基盤があると考えられますね。

　鳥について言えば、視線の方向や顔がどちらを向いているのかということについて敏感だということがあるそうです。ちょっと横道に入って恐縮ですが、実際に極めて多くの実験や観察があって、先生のおっしゃるように、鳥は、言うなればマキャベリ的な知能が高いようです。カラスなどは特にそうで、記憶力も抜群ですよね。たとえば、先生が今おっしゃった「相手の心を読み取る」と「相手をだます」という表現を、「相手がどこを見ていて（視線はどこか）、何をしそうなのか（自分や仲間を襲うかもしれない）」というような定型的予測ができて、「相手の注意を逸らす」ような行動ができると言い換えると理解しやすいです。だいぶ前ですが、C・リストーという人の研究があって、人が卵を抱えているチドリの巣を凝視しながら通り過ぎるのと、別の人が視線をまったく別の方に向けて通り過ぎるという実験をしました。すると、チドリが巣から遠くに離れて飛びまわるのは、実験者が巣の方を見ている時の方が顕著なのだそうです。巣から注意を逸らせようと、わざと離れたところを飛びまわる、つまり、だまそうとしていると解釈されたわけです（Ristau 1990, 1991）。鳥の脳と認知活動については、かなり広く、面白い研究がいろいろとありますね。

山鳥　鳥の認知能力は驚くべきものなのですね。われわれ人間は、鳥の一定の行動パターンを

「だます」とか「そらす」とかという人間的心理過程をなぞって理解します。というか、理解するしかありませんが、鳥にとっては全く違う脈絡で、その行為を選択している可能性もあるかもしれませんね。

うろ覚えで申し訳ありませんが、たしか、ゴッホの作品とシャガールの作品を区別できた、などという研究もありましたよね。なんていう種類の鳥だったかも覚えていませんが。確かハトでしたか。

仙台にいましたとき教えられた研究に、仙台のカラスはくるみを道路に落とし、車がくるみを割るのを待って、それを食べる。しかもその行動は学習されたもので、ある自動車学校のあたりから同心円状に広がっている、というのがあります。

鳥の進化の道筋はヒトとは相当に違いますから、このような認知能力の背景にどのような主観的現象が創発しているのだろう、という疑問が沸きますね。ヒトや哺乳類で類推できるような認知構造とは大きく異なった主観的現象が創発している可能性があるのではないでしょうか。

辻　おっしゃるとおりですね。ヒトと鳥では脳を含めた器官の形態だけではなく、生態環境も違いますし、要するに生物学的な種が異なりますので、ヒトの心理過程を尺度にして鳥に当てはめて観察することには常に注意が必要ですね。その点は気をつけている比較認知科学という分野があって、興味深い研究が世界中で行われています（藤田　一九九八；渡辺　二〇〇〇）。先ほど先生があげられたゴッホとシャガールの絵を見分ける鳥というのは、おっしゃるとおりハトでして、これは慶應大学の渡辺茂先生が一連の面白い研究をしています（渡辺 二〇〇二）。印象派とキュービズムの区別もするそうです。視覚だけではなくて、聴覚的にも面白くて、ブンチョウは日本語と中国語を聞き分けたり、音楽も古典と現代のものを区別したりするそうです。

山鳥先生がおっしゃったように、現象は同じように見えても、ヒトと鳥ではまったく異なる主観的心理現象の創発があるのではないかということが考えられますが、別の言い方をしますと、脳が異なっても結果的に同じような機能を見せることがあるということです。おそらく比較認知科学の重要性は、先ほどの渡辺先生もおっしゃっていますが、ヒトを相対化して見るところにあるのではないかと思います。脳を持つ種はほ乳類や鳥類だけではありませんので、進化と多様性という縦横あらゆる視点からの比較・対照が肝要かと思います。

▨メンタル・レキシコン（脳内辞書、心的辞書）

辻　少し前にお話した「意味の脳内構造」に関連して、もう一度お話を戻したいのですが、言語学領域の研究対象の一つに、脳内辞書ないしはメンタル・レキシコン（心的辞書）と言われるものがあります。脳内では語彙の構成はどうなっているのかということですが、神経心理学と関心の対象が近いはずです。脳内の辞書は、辞書学者が作るような五〇音順の辞書や、整理整頓されたシソーラスのようになっているはずはなく、おそらく、脳の機能的基盤に合った動的ネットワークが形成されているのではないでしょうか。ここでもマルチモーダルな知覚情報の統合も含めて、私は身体性が反映されている可能性があると推測しています。

実際に、語彙が脳内に蓄えられていく場合、まずどのようなメカニズムが考えられるのでしょうか。神経心理学の立場から明らかになっていることを教えていただけますか。

山鳥　さきほど心像形成ということを言いましたが、意識とか感情とか認知とかいう主観的現象の中で、大きな部分を占めるものはなんといっても心的な表象、単純なことばを使えば心像ですよね。あくまでも心理的な次元の話ですが、われわれの主観的経験のうち、無形の経験は感情と呼ばれてきましたが、イメージ表象能力については、それらをひっくるめて考えるというような大ざっぱなとらえ方はあまりどなたもなさらないように思います。ですが、無形の心的経験に対し、有形の心的経験を心像として、大きく対比的にとらえることができるのではないでしょうか。心像には知覚表象、英語ではパーセプトと呼ばれる知覚直結の具体的なものから、知覚から遠く離れた抽象概念まで、あるいは現時点の刺激に対応する即応的なものから、過去の経験に依存する記憶性のものまで、多様な性質のものが含まれます。

ところで、心像はあくまで主観的な経験ですから、外部へ持ち出すことはできません。しかし、われわれは環境を共有し、社会を共有していますから、仲間同士の心には共通の心像が数多く生成されています。一方で、われわれは複雑な声音を作り出す能力を発達させてきました。声音は主観的には聴覚心像として経験されますが、これは同時に自分が発する音でもありますから、運動でもあります。聴覚—運動心像と呼んでもよいかと思います。運動は個体の外部へむけての働きかけですから、当然、仲間や仲間以外にも知覚されます。

ソシュールは言語記号の本質を、概念と聴覚映像の結びつきに見ましたが、この本質は脳の働きの本質でもあります（ソシュール 一九四〇）。この関係を神経心理学的に言い換えるなら、心像と聴覚—運動心像の結びつきということになります。われわれはある心像を経験しますが、もしこの心像に特定の声音系列を結びつけることができるならば、つまり心像に名前をつけることができるならば、その名前を使って心像を主観現象という制縛から解き放して、主観の外、つまり外界へ持ち出すことができます。人類はこの作業に成功した動物だといえます。

ことばのない主観世界を想像しますと、目の前を白い猫が走ったとして、主観的には猫の心像が動くだけです。しかし、ことばのある世界では、猫という心像と同時に、日本人なら「ネコ」、アメリカ人なら「cat」という聴覚—運動心像が喚起されます。ついでに、実際にネコ、あるいはcatと発音してしまうかもしれません。このように、主観的経験である心像に、社会共通の信号となりうる聴覚—運動心像（音韻）が結びついているのが言語の生物学的特徴だと思います。

この原理的理解から言いますと、語彙というのは心像の性質によって、その心像が成立しやすい条件を備えた大脳構造に成立するのではないかと想像されます。もちろん、名前の方は、聴覚—運動系を基盤に成立しますが、名前の相手方である心像の方は聴覚運動系にとらわれることなく、大脳のさまざまな場所に成立する可能性があると思いますね。

辻 それは言い換えますと、先程ちょっとお話にでましたレイコフやエーデルマンが強調するように、感覚運動系ないし身体を基盤として、カテゴリー化という心理的プロセスと記号系としての言語の緊密な連携が成り立っているということでしょうか。脳の中でそうした関係が反映されているはずだと。

山鳥　ええ、そうだと思います。たとえば、一番わかりやすい例を挙げますと、色にかかわる語彙ですね。大脳損傷では、時に色の名前だけが呼び出せなくなる、あるいは色の名前だけが理解できなくなる、という症状が知られています。色の名前だけが想起できない場合は色名呼称障害、色の名前が想起できないし理解もできない場合は色彩失語と呼ばれます。非常に珍しいんですが、色自体はわかるのですが、わかっている色とその名前が結びつかなくなるんですね。色がわかっているかどうかは色をマッチさせたり、色調を配列させたり、あるいは色覚検査で使われる石原式テストをすることで確認できます。このような色名というカテゴリーだけに呼称や理解の障害が出ることがあるというのが一つの臨床的事実ですね（Netley 1974; De Vreese 1988）。さらに、このような病態を生じるのは左半球後頭葉損傷が多いと言われています（Damasio & Damasio 1993）。

一方で、色知覚にかかわる視覚領域が独立に存在することが明らかになってきました（図7―3）。後頭葉のV4と呼ばれ

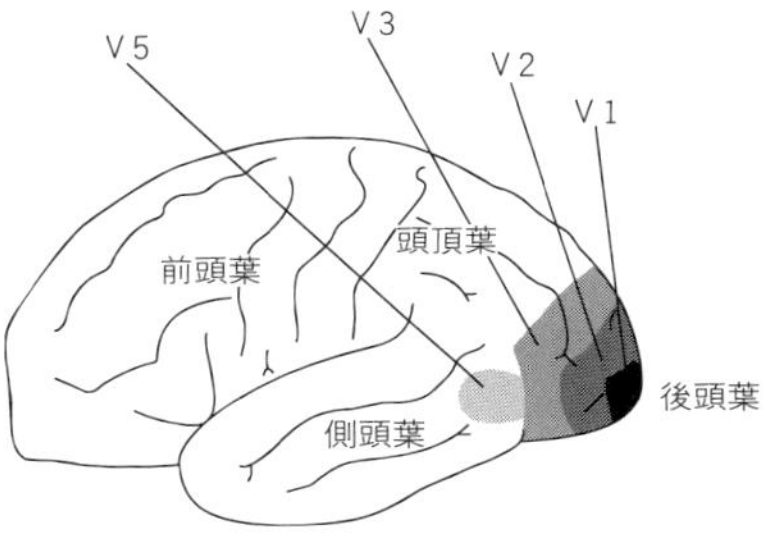

図7-3　ヒトの視覚を担う皮質領域

る領域です。これは最初、サルの実験から明らかにされたのですが、最近の機能画像研究はヒトでもV４に相当する領域があることが確かめられています。具体的には半球内側面の舌状回と紡錘状回の一部に定位されています（Zeki 1993)。これと対応する臨床的事実としては、古くから色彩の認知だけが駄目になる病態が知られています。大脳性色覚障害と呼ばれます。

少し面倒な話で恐縮ですが、一方で色名だけが扱えなくなる病態が存在し、一方で色知覚だけが悪くなるという病態が存在します。ここから推定されることは、色という知覚心像と色名という音韻心像とが結びつく機構はかなり特異的なものであって、他の心像と音韻の結びつきの機構とは独立である可能性が高いということですね。色についての心像が成立する領域はおそらくV４そのもの、あるいはその近傍であり、色名についての神経機構が成立する領域はこの色心像生成領域と音韻系の結びつく領域と考えてよかろうと思います。

そうすると、ある対象についての意味が成立するための神経生理学的な基盤が備わっている場所に近接して、その意味を記号化する領域が存在する可能性があると思われます（山鳥 一九九七)。

辻　色彩知覚と色名の研究については古くから言語学、人類学、神経科学が結びついた著名な研究がいくつもあります（Berlin & Kay 1964; Kay *et al.*, forthcoming)。言語の普遍性と相対性を主題に論じられることが多かったのですが、先生のご説明にあるような臨床上のデータも考慮しますと、ハードとソフトの関係の解明に、ある程度道筋がつけられつつあるような気がいたします。

可視光線の連続的スペクトル上の任意の範囲を赤なら赤、青なら青というようにカテゴリー化して色名を付けるのが言語ですが、色名の失語例は、音として言語的記憶は保持されていて、それを指示対象として表す音声記号との結びつきに障害があるということでしょうか。

山鳥　色名失語では音韻形そのもの、色心像そのものは壊れていません。この二つを結び付けている構造が壊れていると考えられます。

辻　ダニ族という人々の話す言語には基本色彩用語が二語しかないようで、寒色系と暖色系の二語です。この人たちも色彩の知覚心像と言語記号の持つ音形心像との関連が、神経生理学的には他の色彩語を数多くある言語を使用する人と同じようなものだとすると、色彩語彙が二つだけなので、それぞれが、いわば多義語のような感じなのだと理解すればいいのでしょうか。

山鳥　色彩語彙の量が民族や文化によって違うのは、大変面白い現象です。神経生理学的には色彩知覚能力に差はないはずです。神経生理学的処理過程が作り上げた色心像を、意識的に区別する手段が名前ですから、名前が二つしかないということは、意識的には二つの色カテゴリーしか必要でないということですよね。われわれ日本人は海も山も遠景の霞も、すべて青と呼んできました。交通信号の緑もアオと呼びますよね。

　生理的な能力は民族によって差はなくても、生後獲得してゆく名前の少なさが、本来備わっている生理的弁別能力を覆い隠してしまう、ということはあるかもしれません。

辻　そうですね。そうした神経生理的な基盤と知覚心像にかぶさる、カテゴリーと色名の揺れが様々な議論を生んできているのですね。

また感覚モダリティは異なりますが、パラレルに考えられそうなのは聴覚です。たとえばバイオリンの音であるとか、トランペットの音であるとか、そういったものの呼称が、それを特徴づけるような聴覚系や運動野で連合されているということもありえますか。

山鳥　ありうるとは思いますね。ただ、そういう症例報告は寡聞にして知らないですね。

辻　感覚と密接に結び付くような意味形成については、おそらくかなり出てくる可能性がありそうですよね。一方で、私たちは抽象的な意味も使用しています。たとえば「社会」や「自由」など、こういった抽象的語彙の意味をとらえてみるときに、言語学では、それもさまざまなスキーマの積み重ねによって、意味的・概念的ネットワークを形成してでき上がっていると考えられています。

おおもとに障害があるので困難を伴うかもしれませんが、何か抽象的なものに関しての失語のデータは、今のところございませんか。

山鳥　これは非常に難しい問題ですね。たいていの失語症では抽象的なことばの理解能力は吹っ飛んでいる可能性があります。一般的にいいまして、大脳損傷による認知障害というのは、相当悪くならないと行動に変化は出ないわけです。しゃべれなくなるなんていうのも、かなり状態が悪いわけです。ですから、われわれができるとか、できないとかといっているのは具体的な事物の名前の処理能力なんです。「これ何の名前」というレベルです。

したがって、たとえば「平和」の場合、文字列としての「平和」については読み書きのテストができても、平和の絵を準備して「これは何ですか」とその絵の名前を言ってもらう、というようなテストはできないですね。臨床で、それに対するデータを出すというのは非常に難しいと思います。

辻 おっしゃるとおりですね。指示対象が抽象概念であるということは、メタ言語的な説明が必要ですから、言語自体が障害されている場合は困難であることが予想されますね。でも、たとえば、同じ空間的な移動や運動に関する用語であっても、身体が直接かかわるものから、抽象的なことに使われていくということがありますね。最初に「部屋に入る」という自分の運動から、「クラブに入る」、「政党に入る」、あるいは「不況に入る」など、かなり抽象的なものにしていくことがあります。

具象的・身体的なレベルから抽象的・観念的なレベルに同じ単語が使われます。こうした言語知識の展開は、脳の階層的な心像形成と関連がありそうです。このようなことの理解を調べて、何か面白い結果が出てくると良いのですが。

山鳥 そうですね。でも臨床では非常にプリミティブなレベルでしかテストはできませんので、それは難しいでしょうね。先生のご質問とはやや水準が違いますが、たとえば動詞についてはカテゴリー性があるのではないかと言われています。われわれも経験したことがあります（山下他二〇〇〇）。ただ、われわれの例は交通外傷で、病巣は広範でしたので症状と病巣の対応はわかりませんでした。動詞概念は前頭葉と関係があるのではないかという仮説をダマジオが出していますす

(Damasio 1985)。

辻　それは、つまり運動野に近いということですね。

山鳥　ええ。左の前頭葉。前頭葉というのは運動野に近いわけです。だから身体部位名が体性感覚野に近いとか、色の名前が色の領域に近いとか、同じような意味で運動を表現する語彙は運動野に近いのではないかということですね。

ただ、先生が今おっしゃった「入る」という語彙の意味のレベルとか、それから実際に「走る」とか、「寝る」でも一緒ですが、そういう語が表現する意味というのは、「これ何」というレベルでたずねることがむずかしいものですね。名詞にくらべると、心像が遙かにぼんやりした構造なのでなかなかうまくとらえられないだろうとは思いますが、いずれにしても、運動を表現する語彙が名詞などとは違う領域で構造化されている可能性は十分あるのではないでしょうか。

辻　確かに、概念としては基本的なのですが、モノと名称の関係に比べると複雑さが増しますね。たとえば人間は、当然のことですが、自分と他人を分けていますね。自分の中（内）と外とか、家の中とか外とか、そういった「中（内）」と「外」というような概念は身体性を帯びていて非常にプリミティブなはずですが、これも具象的なものから抽象的なことまで広く転用して使えます。「組織の中／外の人」とか、「仕事中」とか、「紛争のただ中」とか言うことがありますね。それらをうまく張り付けている可能性はあります。先ほどの「入る」というのがありましたが、自分の中に入るというのがあれば「出る」というのも基本的なものかもしれません。基本的な認識と語彙がアナロジカルに、また比喩的に知識の爆発的な拡大の一翼を担っているのがよくわかります(Holyoak & Thagard 1995; Gibbs 1994)。

山鳥　そうなんでしょうね。ご指摘のように、一つの語彙が、そういうきわめてベーシックな概念から始まって、抽象的な概念へとどんどん応用されてゆくという現象の中に、言語と非言語性認知過程の相互関係を理解する鍵が潜んでいるように思われます。一つの具体的な心像に名前を与えるということは、類似の心像をその名前でひとくくりにしてしまうことですよね。一つの名前の中に、類似の心像がすべてまとめられるわけです。音韻ラベルを貼り付けることによって、音韻化された心像、言語学でいう所記はある意味で大脳構造からフリーになるわけです。名前が心像をそれまで保ってきた他の心像群との連続的な構造から切り取ってしまうわけですね。フリーになることによって、その記号構造を、違う水準の、しかし構造的には類似の概念に応用できるようになるのでしょうね。心像が音韻との結合によって記号構造に変換されることによって、心像はいわば単位性を獲得し、それまでにない操作性を獲得するのだと思います（山鳥　二〇〇二、二〇〇三）。

辻　そうした構造を明らかにできたらいいですね。個体差があっても脳内辞書の構造や構成のようなもののあり方が見いだされれば、知識の作り出されるプロセスの一コマが観察できそうです。明らかにされたら非常にすばらしいです。

山鳥　それは本当に面白いですよね。

辻　抽象概念までは道のりが遠いでしょうが、どういう感覚様式に依拠しているのか、色や形や方向など視空間感覚に影響されるものとか、運動感覚や体性感覚に影響されるものとか、音楽や香りや味に関する語彙はどこにプロットされるかなんていうことを見てみますと、基本的なところは一般的傾向の存在が予想されそうですね。

山鳥　最初は多分具体的な知覚心像（パーセプト）に張り付けて使われるんだと思いますが、いったんそこから離すことが可能になれば、いろいろ抽象的なことに使える可能性が出てくるわけです。

辻　はい。具象物から抽象物、基本的事象からアナロジカルな転用など、ヒトの知識の構成の仕方の方略に重なるところですね。辞書的なスタティックな語彙の構造と、生きるヒトの脳内辞書のダイナミックな構造の相関を調べられたらと思います。

山鳥　色の名前でもたとえば、誰かが桜色というふうに、桜という語に色をつけて使い始めますと、それまでは桜は常に桜で、桜の色は桜にしかなかったわけでしょうが、桜色という具合に桜から一回引き離された途端に、それは他の色に対しても、これは桜色というように使えるようになるわけですね。

最初の発生はそのパーセプトに張り付ける格好で、その色とこの桜ということでくっ付いているわけですが、それに色という概念を付けて桜色というふうに、そこから引っぺがして抽象化した途端に、桜以外の他の色にも使えるようになりますね。だからそういう原理というのは、抽象語には働いてくるんじゃないでしょうか。

辻　今の例は、語彙に限らず、原初的な形でのシンタックスに何か関係ありそうな気もします。たとえば、名詞と動詞をくっ付ける。これは分析する理論家が名詞とか動詞というのを作ってメタ的に整理しているだけで、われわれは基本的には見たものや動きなどの知覚情報や感覚運動系のさまざまな情報を結び付けて理解していると思います。そうしたプロセスに言語があるとすれば、シンタックスも最初はある種もやっとした語の拡張使用があって、それが他の語の結びつきに発展するということもありそうです。

山鳥　そうですね。そういうことは多分あるでしょう。たとえば「手」なんていうことばも、最初は「これが手だ」ということで、われわれは覚えていくわけですが、たとえば次の段階で犬に対して「お手」と使うと、もうそれはこの手ということばから引っぺがして、四つ足の前の二本に関して手ということばを張り付けるわけです。そうすると、たとえばこの辺に何かものが付いていると、「これは手だ」とか、いくらでもはがせて使えます。

辻　そうですね。「お手」は言語行為論的には命令を含みますから、文法的には動詞的要素を持ち得ますね。

それから、先生がおっしゃる「手」の拡張使用のような言語プロセスでは、言語学で言うところの隠喩（メタファー）や換喩（メトニミー）などの認知プロセスが不可欠ですね。隠喩としては手も「孫の手」があったり、「猫の手」があったり、足にも「いすや机の脚」があったり、私の家計みたいに「足が出る」というのもあります。類似性や関係性を見いだす認知的写像、つまり意味や概念カテゴリーを拡張し転用するというような能力が必要になります。また、「手（＝働き手）は足りている」と言えば換喩となります。「お手洗いに行く」などは、「手を洗う場所」が特定の行為をする場所にはあるという空間的隣接性や、「ある行為の後に手を洗う」という行為系列に関する隣接性の理解がなければいけません。面白いのは「ある特定の行為」の前後の動作を使って間接表現していることです。巧妙だと思います。いずれも、言語学的には基本と言われている能力であって、それが具現した言語現象ですが、失語症の障害のある患者さんにとってみると、いろいろな心像の連合処理を必要とするので、産出や理解に障害が生ずることも考えられますね。

山鳥　お聞きしていますと、言語による比喩能力というのは底が果てしなく深い感じがします。本人がどんどんその比喩能力を活用することができるのか、単に覚えこんだものとして、用語として使っているのかで、脳の働きは違うかもしれませんね。自発的に比喩能力を発揮するためには、一つの心像と全く別の心像を比較し、同時にその二つの間に存在する共通性を抜き出す力が必要でしょうね。

辻　たとえば、死喩といわれるような「長い時間」というように、時間を空間的次元形容詞で修飾したりするのは慣習化されているので比喩性は低いですね。文学的な比喩のように、字義通りには解釈できない表現を使う場合とでは、かなり比喩性に程度の違いがありますので、脳の使い方には違いがあるのかもしれませんね。

▒名前のありか

辻　メンタル・レキシコンについてもう少しお話ししたいのですが、山鳥先生は臨床経験などから、すでに一九七三年の時点で“Word Category Aphasia”という先駆的論文を当時ボストン大学のアルバート先生とご一緒に『大脳皮質』という国際学術誌に出されていますね（Yamadori & Albert 1973）。身体部位に関する語彙や家具に関する語彙が選択的に理解できなくなるような障害例です。その後、病巣部位と特定カテゴリーに属する語彙の理解障害の関係は画像技術の進歩によって徐々に明らかになってきましたし、健常者に対する研究も行われるようになりました。一気に時はくだりますが、先ほどから何度か名前の出ているダマジオですが、私がちょうどオックスフォードにおりましたときに*Nature*誌に「人」「動物」「道具」の三つのカテゴリーに属する単語の検索過程の大脳基盤に関する論文を出しまして、当時とても話題になった記憶がありますす（Damasio *et al.* 1996）。ＰＥＴによる計測だったと思います。だいぶ前のことでうろ覚えですが、人名について確か側頭葉の先端部でしたか、賦活が観測されたとかいうのがありましたね。

山鳥　人名については、側頭葉の先端部ですね。

辻　動物の名前に関しても研究データがありましたね。こちらも関係するのは側頭葉の先端部でしたか。違いましたか。

山鳥　いえ、人名で障害が出る部位よりもう少し後ろの側頭葉です。人名に関しては、東北大にいました頃、教室の深津や月浦が精力的にやった仕事があります。かれらの仕事では、確かに人名の呼称に関しては、ダマジオが言い出したように、左側頭葉先端部の障害で、出にくくなることがありますね（Fukatsu *et al.* 1999）。これは名前が出にくいだけなので意味が障害されているのとは違いますが、人の名前が出にくくなるのですね。それも、人名一般というより、親しい人の名前が出ないのです。誤解されないよう申し添えますが、コンスタントに必ず出るわけではありませんそういうところを切除した人が二〇人いたとしたら、一人ぐらいそういう人があるということです。

機能画像による計測的研究もやりましたが、人の名前を思い出す、具体的には写真を見せて名前を思い出してもらう、というようなタスクをやりますと、機能画像上で活動が増加するのは、ダマジオが言うように確かに側頭部の先端ですね。どうしてこんな前のほうなのかは非常に不思議です(Tsukiura *et al.* 2002)。

辻 名前を反芻するので、音韻処理と同時に発語運動のシミュレーションがあるのでしょうか。写真を使うということで、ある意味ではイメージ処理も行っているわけですから、視覚野などの関連する部位も賦活しそうですが。

山鳥 その点については、視覚性処理だけで名前を必要としないタスクを同時に行って、その時賦活される領域は引き去っていますから、視覚処理はあんまり関係しないと思います。それに、相貌認知の障害が起こる部位というのはもっとずっと後方で、後頭葉底面になります。

なぜ、ウエルニッケ領域のような音韻領域とも関係せず、そうかと言って視覚的処理領域とも関係しない部位が人名想起に必要なのか非常に不思議ですね。ただ、メカニズム理解の手がかりはないわけではありません。というのは、右半球側頭葉前方の損傷で、人物に関する意味がどうもはっきりしなくなるという症例報告があるんです。人の顔を見ても、知っている人がよくわからなくなるとか、話を聞いても、知っている人のイメージが浮かばないとか、ファミリアーな人の記憶が壊れてくるという報告があります。

私自身は、そういう症例の経験はないのですが、わが国でのデータでも、両側の側頭葉の前のほうの損傷で、人物記憶がおかしくなるのではないかという報告があります。では、この側頭葉の前のほうというのは、どんなところかといいますと、マルチモーダルなアソシエーションエリアなんですね。何を処理しているのかというと、さまざまな感覚処理様式からの情報が集まってくる場所なのです。そういう領域の、少し前方のエリアで名前が出なくなっているということになるわけですね。意味の領域があって、その近傍にその意味の名前を処理している領域があるのではないかという仮説が立てられるかもしれません。頭頂葉で身体空間の意味が成立し、そこが壊れると身体部位の名前の操作が悪くなるのと同じような関係がある可能性はあります。

辻　顔の記憶というのは不思議なもので、特徴抽出とゲシュタルト知覚に支えられた相貌的認知能力だけではなくて、声や体の動き、個性や人間関係、場面的情報など、さまざまなことが絡み合って強化されるものだろうと思います。特定の顔と諸々の属性を持つ人に名称を付与するという命名行為は、言語のもっとも基本的な働きの一つですが、脳のいろいろな部位が関与して具現化しているということがわかりますね。

メンタル・レキシコンの脳内分布のデータが出てくるのはいいのですが、健常者の非侵襲的なイメージング検査と、失語症患者の症例研究との間の整合性が出てこないと困りますね。

山鳥　そうですね。症例の経験から出てくる事実と、健常者のイメージングから出てくる事実が矛盾無く対応するかどうかが重要だと思います。

第八章　認知活動としてのことば

▨認知科学と神経心理学

辻　高次脳機能の研究は先生が最初にお話しくださいましたように、かなり昔からありましたが、神経学であったり、精神医学であったり、現在では神経心理学が引っ張っています。つまり医学分野での症例研究が主だったものです。しかし、認知革命という学問的なパラダイムシフトがあり、認知科学のような総合科学が勃興しました。テクノロジーの発達もあって方法論的選択肢が増えたことで、ヒトの認知システムの研究にもいろいろな角度から実証的に取り組む素地ができてきました（Churchland 1995）。

ヒトの認知を研究するのであれば、やはり相手は生きているヒトだろうと思うのですが、二〇世紀後半からは、あまりヒトを相手にせず、コンピュータと計算モデルで認知過程を研究することも試みられるようになりました。私がとても面白いと思いますのは、認知心理学的なモデルはもちろんですが、計算神経科学と呼ばれるような脳の計算理論や（川人　一九九六）、さきほどより触れていますコネクショニストモデルあるいは神経回路網モデル、創発や自己組織化の過程を実現しようと模索する計算モデル等です（甘利・外山　二〇〇〇）。まだ研究は入り口にあるのでしょうが、人の神経細胞は電気パルスだけではなく化学物質の関与によって働くという現実はあっても、あるレベルまではシミュレートでき、神経系の働き方の解明におおきく寄与するのではないかと思います。

以上は、それでよいと思います。問題はここからです。視点がふらふらする私は、人工物と生物の境界領域にいると何かを見失いそうですので、ヒトをみるときは生物科学的な領域に必ず軸足を置くように心がけています。神経心理学は、まさに生き物として進化し適応を続ける生身のヒトを相手にする経験科学として脳科学を支えていくものだろうと思います。そのためには、今後、神経心理学はどのようにあるべきだろうとお考えになりますか。

山鳥　たいへん難しいご質問です。特に今後の展望という問題は難しすぎて、私の頭ではかかえきれない気がします。一つだけいえるとすれば、臨床神経心理学は病める人間を対象としています。脳損傷が引き起こす心理的な障害は部分的なものに見えますが、結局はその患者さん全体の心の構造に影響を与えます。脳活動という客観的現象と心という主観的問題について、どちらを捨てることもできず、どちらの問題にも同じ重さで向き合わなければならない学問が神経心理学だと考えています。これからと同じく、今後の神経心理学もその意味では課題は同じだと思いますね。

▒ディスコネクションとコネクショニズム

辻　先ほどのお話は、高次脳機能はどういうふうになっているのかという理学的な興味からの認知科学的研究と神経心理学に関するお話でしたが、今度は物作りといいますか、工学的な話です。たまたまここ数年、文科省科学研究費の大きなプロジェクトで工学系の先生方との言語処理や行動制御の共同研究に加えていただき、とても貴重な体験をしました。ヒトをモデルとして、言語を理解し行動する機械やソフトウェアを作るための基礎研究で、そうしたことを通してヒトの理解にもつなげようという、とても意義のある楽しいものです。

今回のこの話題に関連して思いましたのは、機械とヒトの根本的な違いということでしょうか。工学系の方々はもちろん、そういう点については重々ご承知です。ただ、作るというプロセスでは、言語の音声処理、形態や統語処理、意味解析、それから表情やジェスチャーなどの言語以外の行動に整理して、独自のモジュールに入れていかないとプログラミングや機械の作製上難しいところがあると思います。複雑なプログラムや仕組みなので、そのように作っていくのが最良の方法だと思います。その場合の大きな壁は、どうしても系列的な処理と、同時に並行して有機的に行われる処理、あるいは分散処理と言ってもいいかもしれませんが、その軽重のバランスや相互の調整が微妙で難しくなります。たとえば笑いながら、ジェスチャーをまじえ、歩きながら、話し相手ではない他の方向を見たりしながら、パラ言語的要素も付加してしゃべるというように、いろいろな処理を別のモジュールでかなり完成度高く仕上げて、情報学的、機械工学的にまとめていかなければならないということがあります。個人的には、そうしたクリエイティヴな工学的方略と研究内容にとても興味がありますが、今までのお話をうかがって、ヒトの言語行動とは別ものだということを考えさせられました。

山鳥　そうですよね。工学的にいろいろな応用機械を作るという目的にはその発想でいいですが、それでヒトのモデルになるかといえば、多分ならないですね。

辻　人間の言語行動は、あらかじめプログラムされているのではなくて、その場その場に応じて臨機応変につくりあげられていくものです。いかに世界に誇れる日本のロボット技術と、聴くため、話すための優れたプログラムを合体させても、なかなか人間のようには行かないですね。もっとも、ヒトを作ろうという意図はなくて、ヒトをモデルにしているのですが。

山鳥　工学モデルが扱うようなインフォメーションと同じ質のインフォメーションを脳が情報処理に使っているかどうかが一番問題で、よくわからないところです。

辻　そうですね。脳以前に生身の体を持っていませんし、生物的成長や発達もありませんし、感情的相互作用も生活記憶も意識もないですから。人間に似たモノを作るというのと、生身の人間は違うという当たり前の立場でいくしかないですね。いずれにしても、いろいろな場面で応用範囲の広い研究だと思いますし、モノを作る過程でヒトを理解する糸口を思わぬところで与えてくれたりします。

ソフトウェアの方では、脳の神経ネットワークにヒントを得たコネクショニズムという考え方もあります。おそらく長い発展段階のうちのまだビッグバンの初期段階なのかもしれませんが、人間の脳に近似させようという発想は画期的で、野心的な方向だと思います。独自にそれぞれのユニットが計算をすることによって学習しネットワークを形成していくので、人間の脳をシミュレートできたら面白いと思います。最近はニューロン・レベルを模し、無意識レベルの処理と、意識的な顕在学習を模した記号処理レベルを融合したハイブリッド・モデルも盛んに研究されるようになりました（楠見 二〇〇二）。

山鳥 認知科学でお使いになるコネクショニズムという概念については私自身よく理解できていませんが、脳はニューロンを単位とした情報素子の結びつきから成り立っている、つまり、複雑な構造ではあるが、原理は素子と素子のコネクションにあるという理解から始まっているわけですね。

私が最初に神経心理学の面白さに開眼したのは、コネクショニズムを裏側からサポートする事実、つまり、ディスコネクション・シンドロームなんですね。ゲシュヴィント先生のディスコネクション・シンドロームについての大論文を読んだことが強烈な刺激になりました。

これは先生が詳しく調べられた前大脳動脈閉塞による、脳梁前方五分の四の梗塞による損傷例の研究がきっかけとなったお仕事です。脳梁という左右大脳半球をつなぐ巨大な交連線維束が切断された時にどのような症状が起こるかという経験を土台に、一九世紀後半から二〇世紀前半の症例研究を網羅し、動物実験のデータにも眼を配りながら、さまざまな神経心理学的症状を神経線維束の破壊による、情報連絡の離断によって引き起こされるものとして統一的に説明したものです。右脳の情報と左脳の情報がつながらなかったとすると、これこれこんな症状が出るという具合に非常にわかりやすいんです。もちろん全部がそれで説明できるわけではないですが、症状の一部は確実にディスコネクションで証明できるわけですね。そういう意味ではコネクショニズムについては、私はディスコネクションを元へ戻したコネクショニズムというふうに非常に大ざっぱな理解をしています。原理的なところはコネクショニズム的な考えで、理解できると思います。もちろん全部は無理だと思います。

辻　ゲシュヴィント先生のご研究は、私の理解が正しければ、いわゆる離断症候群に関するところから始まっていますね。連絡繊維が離断した中で起きる高次神経症状も典型的なものから周辺まで多種多様だと思います。一方、認知科学などのコネクショニズム（結合主義）でいうコネクションとは、左右両半球の間の関係だけではなく、同一半球の局所的なニューロン（コンピュータの場合はユニット）の結合も指しますので、神経心理学が本来用いてきた使い方をかなり拡大解釈していると思います。原典をみると、英語の綴りも偶然でしょうがそれぞれ異なっていますね。ただ、問題は用語よりも、離断と結合の意味するところです。単に離断した部分を結合させて足していけば全体ができあがるかというとどうもそうでもないのですね。特に部分的なものから全体的なものを推し量れないところ、つまりゲシュタルト的な脳の働きが特に高次機能にはあります。あるところを取り出したからといって、残ったもので全体から出てくる結果を推し量ることのできない場合が多いということではないでしょうか。

山鳥　その綴り、“connection”と“connexion”の違いですが、英国では“connexion”を使うことがあるようですね。ゲシュヴィント先生の論文はイギリスの *Brain* 誌に乗りましたので“disconnexion”になったのだと思います。

ま、それは蛇足ですが、もちろんディスコネクションですべての神経心理症状が説明できるわけではありません。それはゲシュヴィント先生ご本人が述べておられることでもありますが、半球の離断のような、離断されるものがある程度の完結した認知活動を遂行する能力を持っている領域間の説明に限ると思いますね。ゲシュヴィント先生は中でも、言語機能をある程度独立した機能として左半球言語領域に定位し、この言語性認知活動と他の認知活動が線維連絡を絶たれることで失行や失認が起こるという原理を、症状理解の大きな柱に据えられています。

中枢的な領域と領域が神経束によって結びついており、その神経束、言い換えると連絡路ですね、連絡路が絶たれたから、これこれこういう症状が出るのだという説明は中枢的なものが存在すると仮定して、中枢間の関係の説明には使えても、その内部のメカニズムを説明する原理にはなりえないと思います。

辻　そうですね。綴りは確かに英米で違いますね。それと、脳内メカニズムのモジュール理論などは、中枢を措定しますが、その中枢は他の領域との連絡があって特定の働きが顕在化するということも特に高次認知の場合はあろうかと思います。ではその中枢はどうかというと、還元論的に見てゆくことができても、確かに際限がないですね。

山鳥　結局ボックスとアローという格好になるわけですが、ボックスはあくまでわからないわけです。ボックスとボックスの関係はある程度理解できますが、その関係をいくら小さくしてもボックスを残したままで、ボックスとアローのままですからね。だから現象の半分しかわからないと思います。

辻　おっしゃるとおりです。ボックスの中味は物理・生化学的現象としてみることができても、それがどのような心理過程に相当するのか、常にそうなのか、何ともいえないですね。認知科学も生まれてから何十年か経ちまして、いろいろなパラダイムが出てきました。いわゆる『ボックス&アロー』式のモデルを再考しようという動きはずっと以前からありまして、コネクショニズムなどはその一つです。発達や処理上の非線形的な自己組織化や創発性など、実際の脳の働きをシミュレートして、心の成り立ちを理解しようという動きにも繋がっています（Elman *et al.* 2001；守他2001）。そもそもコネクショニズムでは、ボックスというよりは、ニューロン回路網がどのようにアセンブリを構成し、安定化するのか、つまり学習するのかということを微視的なレベルでのシミュレーションで行うことが想定されています。創発というような高次認知レベルの次元転換にまで踏み込むことはまだ先の話だろうと思います。それと、仕掛け上、電気パルスのレベルであって、化学物質の放出による情報伝播を伴うような生きるヒトの神経の情報伝達とは別個のものです。ただ先ほども申し上げましたが、シミュレーションというのはいろいろなことを発見させてくれますので、そうした方法があるのは研究成果の間口を広げてくれるだろうと思います。

山鳥　現在の多様な方法的展開の中から、どのようなブレーク・スルーがみられるのか、興味はつきないですね。

第九章　認知と言語の諸相

▨比喩がわかるとは？

辻　メンタル・レキシコンの話題の時に少しお話をしましたが、今度は比喩と意味について考えてみたいと思います。

言語の意味と言いますと、ある表現の文字通りの意味と比喩的な意味というように分けることが可能です。比喩について発達心理学の分野に、理解に関する有名な研究があります。幼児は比喩を文字通りの意味にとってしまうけれど、もう少し成長すると意味が変だと言ったりして、小学校に入ってだいぶ経つと今度はちゃんと比喩として理解するという実験調査です（Winner *et al.* 1976）。この場合の比喩とは、いわゆる隠喩あるいは暗喩のことなのですが、その使用や理解にはいろいろ重要な知的メカニズムが潜んでいるように思います。

たとえば、これはＰＥＴを使った健常者の賦活実験の例で、先生もご著書か論文で挙げていらっしゃいましたが、比喩でも隠喩の理解には左半球と右半球の前頭前野だけではなくて、さまざまな部位が関与していると報告されていたと思います。ヒトの言語はそもそもメタフォリカルであるということもできます。記号とはそういうものですから。あるものを別のもので表して、それを理解したつもりになるわけです（Lakoff & Johnson 1980）。

山鳥　それは本当にそうですね。おっしゃるとおり、言語は記号構造です。あるものを別のもので表すという構造ですよね。しかも表されるもの、ソシュールの用語でいえばシニフィエ（意味されるもの）というのは、前の話題の繰り返しになって恐縮ですが、心像なんですね。ある名前、あるいはある言語表現を心像に貼り付けるわけですが、名前を貼り付けられる相手方の心像というのは、もともと分離され独立した形式で存在しているわけではなくて、背景的なものや隣接するものと連続したかたちで生成されているわけです。シニフィアン（意味するもの）がこの連続性を切り取るというか、包み取るというか、分節して、シニフィエを作り出すわけですね。

もともと前後左右で、あるいは時間の後先でつながっているものを切り取るわけですから、脈絡というか構造というか、そのようなものが意味の一部を構成しています。シニフィエそのもの自体の内容が少々異なっても、脈絡や構造が似た関係にある心像に同じ名前、あるいは同じ言語表現をはりつけようとするのは心の働きとしてはごく自然なことなんじゃないでしょうか。

そのような言語構造のメカニズム自体が比喩的表現能力の基盤をなしているのだと思いますね。

辻　そうですね。脈絡というのはわかりやすいですね。比喩と言っても、すぐ思い浮かべられますのは隠喩のたぐいで、「彼はたぬきだね」のようなものです。でもよくよく考えますと、先ほどもちょっと触れましてくり返しになりますが、「長い」という空間属性を表す形容詞が、「長い時間」というように時間に使われたりします。これは慣習化していて比喩性が低いと考えられます。比喩とは意識されないということです。つまり比喩性には段階のあることがわかります。

また、「どうも最近永田町が騒がしくなってきた」と言えば政局を表したり、「ちょっと庭からお花切ってきて」とか「ちょっと電話とって」などは空間的・因果的・系列的・全体部分的などの隣接性の認知に基づくメトニミー（換喩）と呼ばれる比喩で、類似性や関係性に基づくメタファーとは異なるメカニズムに支えられています。「お花を切ってきて」と言われて「茎」を切らずに「花びら」を切ってくる人や、鳴っている「電話をとって」と言われて、壁から電話機を剝がしとる人は通常はいないでしょう。それではお笑いコントになってしまいます。

それから、もう一つ代表的比喩にシネクドキーというようなものがあります。これは階層的知識構造に支えられるもので、生物の進化系統樹のようなタクソノミー的な知識です。私たちは「花束」や「花見」のように基本レベルの「花」という語を使って表現しますが、あまり「バラ束」とか「桜見」のように下位語を使用しては言いません。もちろん、上位語を使って「植物見」ともまず言うことはありません。すべての事例がそういうわけではないでしょうが、語の有する適度なカテゴリー的指示範囲や、そのための使用頻度なども関係すると思います。先ほど先生がおっしゃった「脈絡」の中で、もっとも有用な記号が使われるということだろうと思います。

こうした比喩を観察すると、語彙や知識の構造がどうなっているかということがわかってきます。言い換えれば、脳内ではどのようなネットワークが形成されやすいかという傾向を垣間見せてくれるということもできますね。高次脳機能が障害されますと、ことばも障害を受けやすくなり、そもそも比喩のような高度な知的作業は壊れやすいと思いますが、いかがでしょうか。

山鳥　比喩の理解は右半球損傷で悪くなります。あるいは全般的な知能低下で悪くなります。

文字通りの意味については、左半球が保存されていれば、正確に理解できます。たとえば、右半球損傷の方に「石頭」ということばの意味を問うとします。そうしますと、「それは石で出来た頭です」とか、「頭を石で作ったんでしょう」というような答えが返ってくることがあります。じゃあ、「『この石頭』っていうふうに言うときは、何を意味しているんですか」と尋ねると、「それはここにある石の頭です」という具合ですね。文字面にとらわれてしまうんですね。右半球損傷ではいつでも、ということではもちろん無いのですが、損傷が広範囲で、かつ急性期ですと、こうした返答に出くわすことがあります。

左半球は記号としてしか使っていないので、右半球が左半球の活動に共同参加してくれて初めて、「石」というイメージから、「石は硬い」という次の段階へ意味が展開していくのだと思います。そういうことはいわゆる狭い意味の言語領域だけではうまくいかないのでしょう。

ガードナーらは、右半球は純粋な言語以外の脈絡から、与えられた言語的材料の意味を判断する能力を持っており、比喩的表現の理解に重要な役割を果たしていると主張しています（Gardner *et al.* 1975; Weylman *et al.* 1988)。

辻　メタファー理解に障害のある症例は、比喩を研究する人にとっては、比喩は文字通りの意味から他の意味を理解すること、あるいは異なる心象を重ね合わせることによって成り立つというメカニズムの証左の一つになるでしょうか。一方で、先ほど申し上げましたように、比喩にはもはや比喩とは言えないような日常的慣用表現もありますし、暗喩や換喩、提喩など、意味の構造や理解の処理プロセスが異なるものがあります。今の石頭の例では字義通りであるものと、そうではない比喩があるけれど、後者が理解できないということですよね。すると、比喩性の度合いにもよるでしょうが、比喩を理解して使用するためには、字義通りプラスアルファの能力が必要とされるということでしょうか。基本的な言語については障害がない。すると、言語のある部分はモジュール性を有するものだということができますか。

山鳥　そうですね。モジュール性をどうとらえるかという問題はあると思いますが、言語機能の相対的自律性というものは認められますね。単語と単語をつないでいく能力が保存されていますと、いくらでも回転させていけるところがありますので、その意味では他の認知能力から解離して見えますから、モジュール性があるといえるかもしれません。

たとえば、意識障害のごく軽い状態で、コンフュージョンと呼ばれている状態があります。精神的に混乱していて、今いるところがどこかわからない。あるいは時間的にも、今がいつごろかわからないといった状態です。つまり、自分がどういう状況にあるのか明確に把握できない状態ですね。このような状態に陥っている人でも、ことばの受け答えだけはちゃんとできることがあります。「あなた、ここ、どこですか」と尋ねると、「そんなこと、私が知っているわけないでしょう」とかね。「でも教えてよ」と言ったら、「先生、そんなこと言って。先生、言いなさい」とかね。

認知的に混乱していても、道具としてのことばはしっかり使える場合というのはあり得るわけです。ですから、ある程度発達した大人の言語というのはそういう意味でのモジュラリティーはあると思います。しかし、それは本質的なモジュラリティーではないと思います。要するに空回りできる程度にはよく使いこなされてきた、というたぐいのものでしょう。

辻　ある意味、手続き的な記憶が動かしているような感じですね。コンフュージョン、この場合は錯乱というよりは注意障害くらいの意味でしょうか。

山鳥　文字通りの意味は、錯乱とか混乱ですが、軽い注意障害状態の意味で使います。ごく軽い意識障害状態です。普通の覚醒状態にあり、会話も可能ですが、状況がいま一つちゃんと理解できない状態ですね（山鳥　一九八五）。

辻　言語について言えば、獲得の過程で、本来は曖昧模糊としたものが発達を経て整理されていった結果、一種の定常状態としての道具を仕上げて使うようになったのでしょうが、この場合は道具を使う方が障害を受けてしまった感じがしますね。

山鳥　ええ、プロのピアノ演奏家などで、少々頭がぼんやりしていても、ある曲なら弾けたというのと同じで、繰り返されて鍛えられた能力というのは、結構自動化されてゆきます。それはエクサイズの結果としての自動化ですから、そのこと自体はモジュラリティーの保証にはならないと思うのです。

辻　確かに、歌も一度覚えると自動的に口から出てきます。最初は考え考え意識して練習していた自転車に乗ることも、慣れると無意識に手足が動きバランスをとれるようになるのと似ていますね。言語には単語や文の意味のような宣言的な意味記憶だけではなく、感覚運動系の学習や手続き的記憶が大きく関与するということですね。

　でも道具とは、使う人が何に使うかによって何の道具か決まるところもあります。最初は未分化でも、長い年月で訓練や学習を積み重ねることで、ある仮題でもっぱら働く中心になるところができてくるというふうにとらえることが可能ですね。記憶自体もある意味そういうものでしょう。実際、認知の働きの多くは、システムとして時間をかけてモジュール化というか、厳密には自動化されていくという方が正確でしょうが、そうあることが適応上合理的です。脳のリソースを不必要に使わなくても実行可能になります。言語にも同じようなことがあると思います。

山鳥　そうですね。中枢神経系が進化し、大脳新皮質の面積が拡大してきたことの一つの理由は、習慣性の高い行動パターンの生成や制御を下位中枢に任せ、新しい状況に対して新しい行動パターンを編み出してゆく必要性があったからではないでしょうか。そのような系統発生にみられる大きな原則は、ヒトの個体発生や個体成熟の過程にも適用できる原則ではないかと思います。

▨変性疾患からことばを探る

辻　今のお話でもそうですが、いろいろな言語現象について、神経心理学で得られたデータと、言語学分野で得られた知見を照らし合わせていくと興味深いですね。

山鳥　本当にそうですね。

辻　現在のところは健常者の機能画像を自分のもっている言語理論的な枠組みの中で利用していくという研究はありますが、そうではない意味で予断を持たずに見ていこうという立場のものがあまりないのです。それは、すぐに結果が出ないという研究だからでしょうか。

山鳥　われわれのやっている臨床的なアプローチというのは、本当に息が長くて、なかなか難しい問題を含んでいます。

辻　おっしゃるとおりですね。観察力、洞察力、そして忍耐と知力・体力が必要ですね。でも地道な蓄積が大きな「知」を生み出してきたと思います。先ほどのお話は、単語と単語のつなぎ、つまり統語的な自動化の例でしたが、意味の中でも比喩の理解は両半球に関係して難しいとのことですから、やはり伝統的言語学で言うところの意味論や語用論のかかわるところが一番やっかいなのでしょうね。

たとえばですが、ウェルニッケ領域などの部位が局所的損傷を受けるのではなくて、変性疾患のように、脳が広範囲にわたって影響を受けるような症例の場合で、一番影響を受けやすいのは語の意味のたぐいなのですか。

山鳥　それは変性過程がどこからスタートするかによります。たとえば昔ピック病といわれていた痴呆性疾患で、このごろは前頭・側頭葉型痴呆と呼ばれることが多い変性疾患があります。このようなタイプの変性疾患の中には、両側の側頭葉、特に左の側頭葉から変性が進んでゆく場合があります。しかも、側頭葉の先端から変性が進行します。このような場合は、行動変化の最初が語の意味の理解障害であることがあります。

ですから左の側頭葉の前のほうというのは、広い意味で単語の意味処理に関係している可能性がありますね。初めてそういう方を診察するときに、診断の一番の手掛かりになるのは、単語の理解障害なのです。たとえばそういう方に、私が何か質問するとしますね。そうすると、質問のことばの意味を聞き返してこられるのです。聞きとがめるということが起こるんです。話をしていて、こちらのことばを聞きとがめるという行動がみられる場合は、ちょっと怪しいんです。

辻　聞きとがめちゃうんですか…。

山鳥　たとえば、「住所を書いてください」というようなことを言いますよね。そうすると、普通は一〇〇人が一〇〇人、住所を書いてくれます。ところが「住所って何ですか」と聞き返してくる人がたまにいるんです。このような方は怪しいんです。「住所を書いてください」と言われて「ジュウショ」という音系列はちゃんと把握していながら、意味がピンとこないわけです。「エッ何のこと?」ということになるのですね。

このような言語行動の異常は、大体左の側頭葉から変性が始まっている可能性を示唆します。意味理解障害がもっと強い場合ですと、「住所」と言ってもうまくいかないので、「じゃあ、あなたが住んでいたところね」と言うと、「スンデイタって、どういうことですか」とかね。そこで、「何丁目何番地とか言うでしょう」と言うと、「バンチって何ですか。わからない」と言う具合です。そうなると、もうちょっと困るんです。

辻　やっかいなケースですね。知識欲の出てきた子どもみたいな状況ですが、伝導失語のようにはなっていないんですね。

山鳥　そうですね。伝導失語だと意味は分かっていても繰り返せないですから、ちょうど逆ですね。わが国ではこの病態は語義失語と呼ばれています（井村　一九六七）。復唱能力が保存されているタイプの失語の一つとして位置づけられています。

辻　表面的には漫才みたいですが、これは深刻な障害ですね。

山鳥　ええ、繰り返せるわけですから、音韻系は働いているわけですよ。「ジュウショ」とか「スンデイタ」とか「バンチ」ということばをしっかりととらえられるわけです。

辻　そうですね。復唱しているということは、聴覚系や構音にかかわる運動系は良好なわけですね。

山鳥　ええ。「バンチ」という音形が一区切りの意味を持っているということもわかるわけです。さらには、文全体の構造もわかっています。だけど、番地の意味がわからない。あるいは住所の意味がわからない。

辻　「バンチ」という音の響きを聞き分ける聴覚系と、「バンチ」と構音する発語運動系の記憶はマルチモーダルで入っていて、それが賦活される部位・領域自体は残っていても、その音が喚起する意味表象との結び付きのネットワークが壊れてきてしまっているということでしょうか。もっとも番地の意味はきわめて抽象的ですから、特異な例ですね。もちろん、目の前の物を指しても起こりうる症状なのですね。

山鳥　そうです。目の前のものについても、そのものの名前を想起できませんし、そのものの名前を聞いても、その名前に対応する絵や物品を選択できなくなりますね。

今、例に出しました症例の、ジュウショとかバンチがわからない時、具体的にどのような意味表象が壊れているのかを実証するのは非常に難しいのです。単純には語の意味が壊れたというふうに考えるわけですが、それ以上の正確さで、番地の意味の何が壊れたかというのはわからないですね。いきおい、テスト可能な具体的物品、あるいは具体的事物の絵などを用いて調べることになります。

現実の変性疾患では病状が進行します。そうしますと、語義の壊れ方やその程度もどんどん変化していくのですね。決して、ピック病なら、ピック病に特有の特定の意味の壊れ方が存在して、そのパターンはずーっと変わらないというようなものではありません。

われわれのささやかな経験で言いますと、語は音韻形と語義、つまり意味システムとの連合として成立しますが、意味システムは決して単一ではなく、少なくとも二つのサブシステムを持っていると考えています。一つは知覚性心像で、非言語性の意味表象です。もう一つは言語性の意味システムで、辞書である単語を引いたときに与えられる説明のようなものです。進行初期にはこの意味システム全体と音韻形の結びつきが悪くなるようですが、そのうち、言語性の意味システムが崩壊してきます。ついで、非言語性の意味表象と音韻形の結びつきが怪しくなってきます。非言語性の意味表象そのものが崩壊してくるのはずっと後のことではないかと考えています（三浦 二〇〇〇）。

最初は音韻と意味システムはくっ付いて記憶されるわけですが、それらをくっ付ける働きは大脳機能の中でもかなり脆弱な機能です。ですから構造が崩れるというか、連合の解離が初期段階でまず認められるのでしょうね。

辻　どうとらえたらよろしいんでしょうね。聴覚系や運動系の連合はあるけれど、それと結びつく語彙の記憶や意味表象との接点が障害を受けているということでしょうか。

山鳥　なかなか難しいですね。非常に大ざっぱにいえることは、音韻を処理しているシステムと意味を処理しているシステムというのは別々だということです。この別々のシステムが結び付いて一つの構造を作っています。この構造がさまざまな脳機能低下状態で、崩れてくるのだと思います。語義失語では、音系列は正しく受け入れて自己の聴覚心像としても再生できるわけですが、対応する意味表象は喚起できないわけですね。逆に、絵やモノを見せられても、意味はわかっていながら、その名前が喚起できません。ま、見てきたようなことをいいましたが、あくまでスペキュレーションです。一つの解釈としてお聞きください。

辻　その場合、たとえば音韻が壊れていないというのは、言語がそういった音韻と意味とにわかれるということを単純に意味しているのではなくて、たとえば音の復唱は別かもしれませんが、オウムだって同じことをやれるわけですね。この場合は運動系と聴覚系は壊れていない。いわゆる手続き的な記憶はなんとか保持されている。そこが覚えた複雑な音体系は壊れていないけれども、実際にそれに言語という今まで音と意味を結びつけていた脈絡的な記憶というか、意味を吹き込むところとのネットワークがうまく呼び起こされない。あるいはネットワークが壊れている。

山鳥　そういう考え方もできます。要するに構成成分的なものは全部処理ができても、全体がまとまらないと意味は立ち上がらないわけです。そういうところがうまくいかなくなったという解釈もできると思います。

辻　もしそう考えるとしますと、全体として脳はいったいどのようにまとめあげているのかというのが興味深いですね。

▩イメージとことば

辻　私たちは、いろいろなイメージを心の中に抱くことができます。視覚イメージや聴覚イメージはすぐに思い浮かびますが、コーヒーの香りやカレーの味を思い起こすときに感じる嗅覚イメージや味覚イメージ、指を切ったときの痛覚イメージ、柔らかい真綿の手触りや、そよ風を感じたりする体性感覚イメージなどです。記憶して心の中に再表示できるような知覚性心像あるいは知覚性

表 9-1　共感覚にもとづく比喩

共感覚→原感覚	具体例
(i) a. 触覚→味覚	やわらかな味
b. 触覚→嗅覚	さすような香り
c. 触覚→視覚	あたたかな色
d. 触覚→聴覚	なめらかな音
(ii) a. 味覚→嗅覚	あまい香り
b. 味覚→視覚	(%)あまい色調
c. 味覚→聴覚	あまったるい音色
(iii) a. 嗅覚→視覚	(%)かぐわしい色調/色彩
b. 嗅覚→聴覚	(%)かぐわしい音調/音色
(iv) 視覚→聴覚	あかるい声

(%)は、問題の感覚表現の判断のゆれを示す。　(山梨　1988)

表 9-2　不可能な共感覚の組み合わせ

共感覚→原感覚	具体例
(i) a. 嗅覚→味覚	*ぷんぷんする味
b. 視覚→味覚	*あかるい味
c. 聴覚→味覚	*高鳴る味
(ii) a. 視覚→嗅覚	*くらい臭い
b. 聴覚→嗅覚	*響く臭い
(iii) 聴覚→視覚	*高鳴る色
(iv) a. 味覚→触覚	*あまい肌ざわり
b. 嗅覚→触覚	*くさい肌ざわり
c. 視覚→触覚	*あかるい肌ざわり
d. 聴覚→触覚	*響く肌ざわり

(山梨　1988)

表象とも呼べます。たとえば私がコーヒーの香りを想起しようとしますと、色や香りや味、熱さやカップに入っている様、あるいは気分的に落ち着いた雰囲気など、マルチモーダルな表象として立ち現れてきます。「クオリア」と表現することも可能かと思います(茂木　一九九七)。まさにコーヒーという単語は諸々の知覚表象と、言語的な概念表象と結びつけられているのだと実感できます。ちなみに私はカフェ、カフィー、コーヒーとでは違ったイメージを想起します。

ところで、言語とのかかわりで、このイメージを考えてみますと、特定の感覚様式で得られたものに、別の感覚様式にかかわる語彙が転用されることがあります(表9―1、2)。こうした現象を言語学では共感覚表現と言います。この場合の共感覚というのは、受容した感覚入力(たとえばトランペットの音)が別の感覚様式によって作られた反応(たとえば黄色い光)を惹起するというような、知覚心理

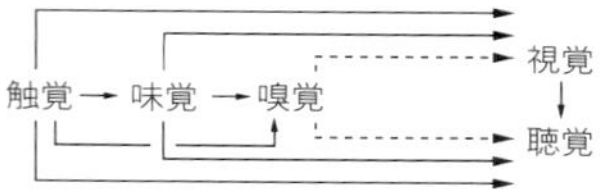

図9-1　五感の修飾・被修飾関係
（山梨　1988）

学などで用いる色聴のような随伴現象ではなくて、言語学に特有の使い方です。たとえば、「黄色」という視覚領域で使われる語が、「黄色い声」のように聴覚領域に使われたり、あるいは「渋い」というような味覚の語が、「渋い柄」とか「渋い声」のように視覚や聴覚領域に転用されたりする場合があります（図9—1）。

共感覚表現では視覚や聴覚が抜きん出て、他の知覚領域で用いられる語を転用して使える場合が多いということがわかっています。こうした感覚様式に根ざした言語表現の研究に加えて、言語学や心理学では、イメージ表象をもう少し抽象的にした、概念化の素材となるようなイメージ・スキーマを想定した研究もさかんに行われています。

色彩語に関する失語があることは先ほどうかがいました。脳損傷の患者さんで、感覚性の失認や、知覚表象と言語の間の関係に生ずるような障害をもつ場合があるのでしょうか。何か示唆を与えてくれるような症例はございますか。

山鳥　共感覚そのものではなくて、共感覚性言語表現ということですね。共感覚は神経心理学では重要なテーマの一つですが、先生のおっしゃっている共感覚表現については、症例的には、ちょっと何も思いつかないですね。知覚性心像はそれぞれの処理領域に拘束されて、ある段階まではその処理領域を超えることはできませんが、言語のような概念表象は知覚処理様式を超えた、一段水準の高い表象です。私流の表現で言いますと、様式横断性の、あるいは超様式性の表象です。ですから、どんな様式の知覚表象であっても、名前がつけられ、語彙化されれば、様式の制縛を脱して自由な操作性を獲得します。そのような言語の様式横断性の性質を象徴するようなことばの使われ方ですね。非常に面白いですね。

辻　はい。先生のおっしゃる共感覚性言語表現において、その転用に方向性のあることが、依拠する感覚様式の情報量や分節性とどのように関係があるのか、どの言語も同じような傾向を持つものなのか興味があります。またいくつかの調査によれば、多くの言語で先ほど述べましたように、視覚と聴覚の領域がゴールとなって、他の知覚領域での用語が転用されることが多く、逆はあまりないことがわかっています。

記憶とことば

辻　先ほどのお話では、ピック病といいますか、前頭葉や側頭葉性の変性疾患で、言語とその意味のつながりがなくなってしまうような状況になる症例を考えてみました。そのような場合、行動や思考にも影響が出てくるのでしょうか。

山鳥　出てくると思います。ただ、患者さんの行動変化の全体を語義崩壊だけに求めて説明することは無理だと思います。行動変化の原因は同時に低下してゆく、他の脳機能の変化による可能性のほうが高いでしょうね。一般的には思考力が落ちてきますから、いろいろな小さな失敗をし始めることになります。そうなってきますと、てきぱきとは仕事がこなせなくなりますし、社会的にも責任ある役割は果たせなくなってきますね。

辻　現実の発話はコンテクストの中で意味を持ちますが、社会で役割を果たすことが困難になってしまうような不幸な状況になるということは、自分がどういう場にあるのか、言い換えれば適切なメタ認知ができなくなるということでしょうか。

山鳥　習慣性の高い状況に合った行動は取れても、新しい状況にあわせてその行動を制御することは難しくなります。先生のご指摘の、自己を取り巻くコンテクストというものはさまざまな水準から成り立っています。たとえば、これは、私が経験した例ですが、自宅の庭の花に定時に水をやるのを習慣としていた方がいました。自宅の花に定時に水をやるのは、花が咲いているという状況に照らせば適切な行動ですよね。ですが、もし雨が降っているとすれば、自宅の庭に咲いている花にも水が与えられているという状況になります。雨、という新しい状況が、それまでの状況を変化させているわけですね。ところが、雨が降っているにもかかわらず、定時に水をやるという行動を続けてしまうんですね。小さな水準では状況に合わせた行動なのですが、現実の状況という大きな水準には合わなくなってしまうのです。小さな意味は理解できても、大きな意味が理解できなくなってくるというとらえ方ができるかもしれません。

先生のおっしゃるメタ認知という視点からみるならば、メタ認知というのは、ある種限りない自己参照の繰り返しですよね。一回限りの水準で生じる現象ではなくて、どの水準でもその水準についての自己参照が起こります。この繰り返されるメタ認知の、ある段階から上の水準で起こる自己参照過程の障害ではないでしょうか。

辻　メタ認知能力もそうですが、ヒトの場合、記憶能力と言語の相乗作用が高度な認知能力を作り上げてきたともいえます。記憶に何らかの障害が生じますと、高次機能の働きにいろいろな影響が出てきますね。「記憶」とは山鳥先生がおっしゃるように「新しい経験が保存され、その経験が意識や行為のなかに再生されること」のような定義がわかりやすかったのですが（山鳥　二〇〇三）、変性疾患では言語の記憶障害はどうでしょうか。

山鳥　ええ、記憶と言っても、私は生活記憶ということばを使いたいのですが、どこへ行ったとか、何日に病院に行ったとか、何時にどこの受付へ行って運動の先生に診てもらうとか、孫を幼稚園に連れて行ったとか、朝、何を食べたとかというふうなエピソードの記憶というのは、最初は侵されないんです、ピック病のようなタイプでは。

アルツハイマー病は逆で、そういう生活の記憶のほうから落ちてくるわけです。しかし、ことばの意味が落ちるということは、最初はみられません。

辻　記憶の研究では、分類の仕方はいろいろとありますが、たとえば事実認識や言語などがかかわる意味記憶やエピソード記憶のようなものを宣言的あるいは陳述的記憶と呼び、手順や動作などにかかわるものを手続き的記憶などと分けますね。かなり大ざっぱですが、それぞれ性質が異なります。この場合の意味の記憶障害というのはどのような症状を指すのでしょうか。

山鳥　意味記憶というのは、単語の意味の記憶、あるいはなにかある概念の記憶ですが、出来事の記憶とはかなり性質が異なります。単語の意味記憶の障害は先ほど話題になった語義失語でみられるような症状として現れます。さらには、モノ自体の概念が壊れてくる場合もあります。たとえば、コップを目の前にしたとしますね。もし、このコップが何であるかちゃんとわかってはいるけれども、でも名前が言えず、かつ名前を言われてもコップを指示できないとしたら、これは語の意味の障害、つまり言語性の障害です。しかし、もし同じ人が、これを使うまねをしてくださいと要求されて、腕をこまねいているだけだとしたら、言語性障害ではなくて、コップというモノ自体がわからなくなっている可能性があります。さらに確認するためには、コップをコピーしてもらいます。コピーができなければ視覚性要因が入っている可能性がありますが、コピーはできるのですね。モノの形は把握できていても、そのモノの概念が崩れてしまっていると考えられます。さらに確認するには、カテゴリー判断をやります。たとえば、コップ、お箸、ラジオ、電池、ノート、ボールペンを混ぜて提示し、関係あると考えるものを二つずつ組み合わせてもらいます。もし、ボールペンとお箸、あるいはコップと電池などを組み合わせたとしたら、モノの意味がわからなくなっている可能性があります。今、申し上げたのは思いつきですが、実際に対象概念が崩れますと、こうしたカテゴリー判断もおかしくなります。これも意味記憶の障害ですね（山鳥 一九六〇）。

辻　変性疾患であっても、生活記憶が障害されたり、逆に語義失語が出やすかったり、その逆であったりと、いろいろなんですね。

　では、今まで自分がしていた仕事を進めていくというような系列的なこと、あるいは因果関係も含めて順序立てて物事をしていくというような、少し高度な実行機能に関する記憶はどうなんでしょうか。

山鳥　系列的な手順の記憶は、これはまたかなり記憶の性質が異なります。神経基盤も異なります。手続き的な記憶は、実は相当重度のエピソード記憶障害でも保存されることが分かっています。てんかん治療で、両側の海馬・海馬傍回を含む側頭葉内側面を大きく切除され、その後重篤な健忘症に陥ってしまった、H・Mと呼ばれる非常に有名な症例があります。この方は毎日の出来事をすぐ忘れてしまうため、ずっと介護者付きの生活を強いられたのですが、いくつかのパズルの解法を新しく覚え込むことができたと報告されています。具体的にはハノイのパズルと呼ばれるものや迷路学習などですが、どんどん早くなったそうですね。ところが、パズルをやったというエピソードは全く覚えていなかったというのですね。繰り返し手を動かすことで、パズルを解決する最適な手順を覚えることができているにもかかわらず、本人の意識にはそのことがエピソードとして残らないのです。海馬・海馬傍回以外の神経構造がこうした手続きの記憶を形成するのだろうと考えられています。ひるがえってわれわれの行動を考えてみましても、習慣化され自動化した記憶はなかなか壊れないものです。

われわれは黒質—線条体系に障害を生じるパーキンソン病の方を対象に手続き記憶を調べたことがありますが、この場合は手続き記憶の形成がうまくゆかないのです（Yamadori *et al.* 1996）。しかし、いわゆる健忘はないのですね。この場合はですから、海馬・海馬傍回性損傷の場合と逆のパターンになります。

辻　山鳥先生は以前、ご自身の論文の中で、コンテクストの中に意味があるのと同じように、手続きの中にも記憶があるというようなことを書かれておられたと思います。私たちの記憶はいろいろな仕方で貯蔵されていきますが、小さいところでは手続き的な記憶も、いくつか系列的にまとまりますとスクリプティヴな枠組みをもった行動につながります。自動販売機でコインを入れて飲み物を買うようなことから、レストランに入ってメニューを見て注文して食事して代金を支払うような少し複雑さが増すものまであります。社会・文化的には一定の手順が繰り返されるものです。そうしたひとかたまりの行動についての記憶が、ことばと一緒に壊れたりするものなのでしょうか。

山鳥　先生のおっしゃるひとかたまりの手順というのは、ある目的達成に向けての一連の行為系列ということですね。そのような高い水準の行為系列についてはあまり検討した経験はありません。手続き的な記憶が壊れにくいと言いましても、それは一定範囲の系列にかかわる手順です。短い固まりとしての手続きです。われわれはそれをいくつか組み合わせて意味ある行動を実現しているわけでしょうが、このような複数の手続き記憶を、もっと複雑な目的に向けて、あるいは一日の生活の中で生かしてゆくための認知活動ということになりますと、記憶というより知能の問題になってくるのではないでしょうか。

実際、痴呆性の疾患では、まとまった行動が切れ切れになってしまうことがあります。お茶を入れようとしても、途中で他の刺激に注意を奪われますと、お湯を沸かしかけたままで、洗濯機を回し始めたりして、片方ではお湯がふきこぼれたままになったりします。このような状態は記憶の障害として理解できる場合もあるにはありますが、むしろ、目的遂行に向けての行為プランを意識に維持できないためと考えた方が病態を理解しやすい場合がありますね。

辻 山鳥先生の『わかるとはどういうことか』には、わかることの土台として、「記号、言語、記憶」が挙げられていました（山鳥 二〇〇二）。記憶について、たとえば失語症の患者さんのように不幸にも言語障害のある場合は、どういう症状が現れてくるのでしょうか。

山鳥 われわれが観察できるのは生活上の記憶です。失語ではこのような記憶は壊れません。それから手続き的なものも壊れないです。失語というのは言語処理能力にかなり限局した障害です。

辻 生活上の記憶や手続き的な記憶というのは、おそらく日常の繰り返しから、ある意味自動化されたものなのでしょうね。病巣部位や損傷範囲の大小によって障害のあり方は千差万別でしょうが、言語の意味記憶はいろいろな能力に基づく記憶の積み重ねという土台の上に成り立っているので、並列するネットワークのいずれかが壊れると影響を受ける可能性は大きいのではないですか。逆に、生活記憶などに障害があっても、言語の方で残った記憶があれば、それを手がかりにして記憶を再構築するということもありえますでしょうか。知的能力の残存が前提になるのでしょうが。

山鳥 大変難しいご質問です。そのような目で記憶障害をみたことがありませんので断定的なことは言えませんが、言語を手がかりに記憶を再構築という図式はおそらく成立しないのではないでしょうか。これまでにかなりたくさんの、それも重度の健忘症をみてきましたが、この人たちの会話能力、つまり言語能力にはほとんど障害がありません。ですが、この残存言語能力が記憶の改善に影響を与えるという印象はあまりないですね。

辻　なんとなく記憶と言語の関係が見えてきたような気がします。質問攻めで申し訳ありませんでした。

▒カテゴリーとことば

辻　山鳥先生は、以前から「コンテクストの中にこそ意味がある」と折にふれておっしゃってます。

山鳥　ええ、全体が意味を持っている、あるいは脈絡が意味を持っているという理解ですね。生まれてからわれわれがことばを獲得していく過程を考えますと、どの個体も脳をフルに使って、ことばを獲得してゆくわけですね。変な表現で恐縮ですが、どの時点でも脳という臓器は一〇〇パーセント活動しています。そしてその全機能を使って、言語の場合なら、相手の発話の、かたまり全部の持つ意味をまずとらえようとします。その時々の脳の活動の目的は個別的な音をとらえるということにはなくて、その時その時で、フルに状況を把握することにあります。フルに状況を把握するということは、とりもなおさずコンテキストを読み取るということだと考えています。

ですから、それをエーデルマン的に言うならば、「カテゴリー化」ということですね。最初からその人の発達段階に合った形で、世界を分割して理解しようとするわけですね。その分割の仕方は、その脳の発達の段階にあわせ、その段階としては、いっぱいいっぱいの分割だと思います。

辻　そうですね。まだ言語や文化にも慣れていないわけですからね。社会化もできていない。大人のような細分化・階層化したカテゴリーは長い年月をかけて醸成されていきます。

山鳥　子どもは生まれた時から大人の持っているようなことばの分節を全部きちっと認識しているわけではなくて、生まれた時は「これはこの人のことば」とか、「これは別の人のことば」とか、「これは少し優しいことば」とか、「これは何か拒否されていることば」といった具合に、大きな意味カテゴリーで理解しているのではないでしょうか。それが成長につれ、だんだん細かく分節されていくのだろうと思います。

辻　エーデルマンやロウゼンフィールドあるいはダマジオも含めて、分野や方法論が違っていても、カテゴリー形成について同じような認識があるということの発見は、とても有益でした。カテゴリー化の能力は、ヒトの認知のあらゆる局面で必要とされるものです。言語はもちろんですが、知覚でさえ、適切なカテゴリーの形成がなされなければ、そもそも成り立たないでしょうから、さまざまな認知活動に、そして文化の形成や社会的行動にも深く根ざしているものです。認知心理学や認知言語学あるいは認知人類学などがカテゴリー化を重用するゆえんもそこにあります(Lakoff 1987)。

山鳥　古いところでは、ゴールドシュタインがわれわれの知的能力の根源にカテゴリー化能力をみていますね。

辻　先ほど、「進化とことば」のお話のところでも出てきたゴルトシュタイン（ゴールドシュタイン）ですね。彼の用語では「カテゴリー的態度」とか「抽象的態度」というような言い方でしたが、ヒトは物事や刺激をそのまま受容するのではなくて、何らかの脈絡の中で理解するという知性のあり方を述べていたと思います。言い換えれば、抽象的な概念カテゴリーの操作ができるということでしょうか。ヒトを一つのオーガニズムとして見据えていますので、脳に損傷を受けた場合の症状を、全体論的、ゲシュタルト的にとらえているという点で、現在のカテゴリー論やアフォーダンスの考え方にも通じるところがあると思います（Goldstein 1934, 1940, 1948）。

▨言語研究と発想転換

辻　従来の伝統的言語学においてなされた理論的な研究の多くは、比較的抵抗なく研究に着手しやすい音声学的・音韻論的あるいは形態論や統語論的なものが主流でした。一方、意味論や、どのようにどういう目的で言語を使用するのかという適応行動的な言語研究領域は、厳密な学問的手法ではなかなかうまく扱いきれなかったわけです。もちろん、言語学的にとても重要な意味論的研究や語法研究は数多くありますが、言語要素から、それらが統合されて使用されるところまでを含むような、一貫した理論や方法論に基づく研究はあまりなかったと言えます。

山鳥　まったく同じことが、われわれの神経心理学にもあてはまります。結局、聴覚に近いことか、文字のような視覚に近いこと、あるいは構音みたいに運動に近いことなど、少し正確に整理できる可能性のある症状に関しては、データが集めやすい、あるいは理解しやすいということがあって、症例研究が多く出ます。一方、難しいのはそういうものを統合している領域の問題です。J・フォーダーの表現を借りますと中枢性処理の問題ということになりますが、この部分はどう扱っていいのか、非常に難しいことになりますね（Fodor 1985）。

早い話、考えている、などという問題はどう扱っていいのかよくわからないのです。臨床では、痴呆ということばでまとめられてきた病態があります。古くから知られている病態ですが、知能が壊れているというのはいったいどういうことなのか、実はアプローチが大変難しいですね。末梢に近い問題は比較的アプローチしやすいのですが、階層で言えばもっとも上層の辺り、あるいはネットワークという概念を使うならばネットワークの真ん中あたり、ものごとを理解したり、自分の意思が生成される領域の問題になってくると、訳がわからんということで敬遠されがちです。

辻　言語研究では、研究対象が物理的・論理的にとらえやすく研究方略上容易であるとか、科学的な研究結果を出しやすいと考えられたのか、音声・音韻、形態、統語という言語の構成性の複雑さと研究を進める上での手続き的な序列が歴史的にできあがりました。言語現象を整理する意味合いもあったのでしょうが、脳の中のニューロン・レベルでは、そのように順序よく積み重ねられるというよりは、同時発生、同時進行的ですから、そのように分けられている保証はないので検証が必要ですよね。モデルなのだからそれでよいとはいえないと思います。しかも、とらえにくいということで、言語の一番大事な意味と言語運用の研究が後に置かれてしまいました。あたかも言語は実際にもそのように存在しているかのように整理されてしまったといいますか。

山鳥　もともと世界の法則として、そういうふうにあるという感じでね。

辻　ええ。そうあるのだというような立場に、何となく思い込んで入ってしまったのではないかと。ですから、従来とは逆に、意味と言語運用の方から言語形式の研究に入っていく方略をとることもあってもいいのではないかと思います。私自身、期待していますのは、そういう発想の転換といいますか、一種のパラダイムシフトが、たとえば認知言語学とか社会言語学あるいは言語心理学的な言語獲得研究などから出てきているのかなと思います（Tomasello 1997, 2003）。

山鳥　なるほど、そういう流れがあるのですか。期待したいですね。確かに意味というものを外して行動って考えられないですよね。生物はその時々の周囲の情報になんらかの意味をみつけて行動するわけですから、そういうところが一番曖昧模糊としているということで外してしまうと、結局何もわからないということになりかねないですね。

辻　おっしゃるとおりです。だからこそ、言語研究には、伝統的な研究分野だけではなく、生物学はもちろん、行動科学や生態学的視点も含むような研究アプローチも必要であるということですね。そうすると、「言語はどうなっているのか」という問い方だけではなく、そもそも「なぜ言語なのか」という問いを発することができます。

山鳥　初めに言語ありきではなく、なぜ言語なのか、という先生の今のご指摘は従来の発想の枠組みを破る重要な視点だと思います。これまでとは違う視界が開けてくるのではないでしょうか。

第二部

ことばの構造と機能

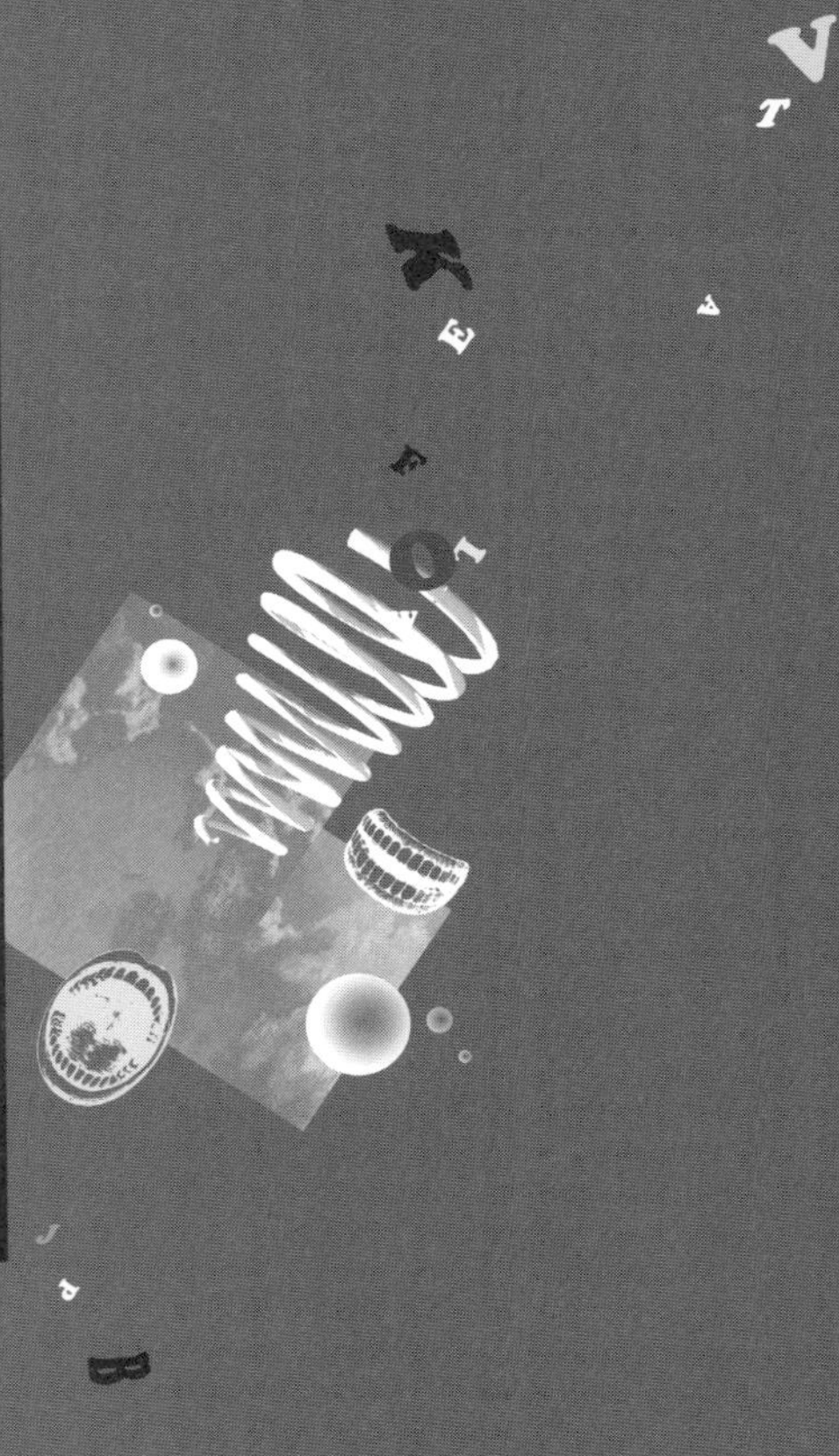

第一〇章　ことばの仕組み

ことばを聴く、話す

辻　聴覚に障害がない大多数の人にとって、話しことばは一般的な伝達手段です。言語学分野には聴く・話すということに関しては膨大な研究があり、さまざまなモデルも存在し、まさに百花繚乱です。しかし、ここではもっぱら、脳の働きに焦点をあててお話しできればと思います。

たぶん、言語を聴くというのと、話すという場合では、後者は構音運動の制御が必要であるばかりではなく、自分の話すことばも聴くという意味では、単に聴くという場合よりも一般には脳は複雑な働き方をするのだろうと思います。実際、呼吸や声帯を狭めての発生、口腔内の器官を自在に使っての構音などの協調運動が必要でしょうし、出された音を自分の耳でモニターしたり、いろいろなフィードバック制御が働いていると思います。一方で、自分で実際に発音したり話すことのできないことばは聴き取れないのが一般的であるということも言語習得の研究などでも明らかになっています。聴くことと話すことは脳の中では密接に繋がっているのだろうと思います。したがって、理解障害や発語障害のある失語症の場合は、いろいろな症例が生じるのではないかと思います。

山鳥　ご指摘の問題は、聞くという認知作業は構音性運動過程を必要としないのか、話すという認知作業は聴覚性の受容過程を必要としないのかという意味でしょうか。他の知覚性認知と違って、音声言語に関しては自分の発声と他人の声音の知覚とは重なりあって発達します。乳児はいつもバブバブといわゆる喃語を発していますが、この未分化の発声の中から、相手の声音と整合性のある音を作り出してゆきます。成熟した話者の場合、つまりわれわれの場合ですが、相手の声音を純粋に知覚過程として心理的に表象するのではなく、自分の構音過程と重ね合わせた知覚—運動心像、もう少し正確には聴覚—構音心像として経験します。知覚と運動を切り離して考えるべきではないと思います。この点については臨床家の間では、早くから一定のコンセンサスがあり、たとえば、理解障害が主要な症状であるウェルニッケ失語でもよく調べると発語障害が認められ、発語障害が主症状であるブローカ失語でも理解障害が認められることが知られています。運動と知覚というのは、われわれの概念整理には重要ですが、実際の知覚—運動過程はわれわれが頭で切り離すようには切れてないということですね。先生がこの対談の初めの頃に話題にされた、相手が動作をしているのを見るだけで活動するミラー・ニューロンなる不思議なニューロンがヒトのブローカ野に相当する領域で発見されたのは、その意味で非常に重要です。

実際、われわれは自分の構音能力を超えた音声を正確に聞き取ることはできません。小鳥の声を自分の声として再生することはできず、自分の声にすると、カラスは「カアカア」、鶏は「コケコッコー」となってしまいます。昔の日本では犬は「ピヨ」と鳴いていたそうですよね。

辻 どのような音も言語音として取り入れようとすれば、個別言語の音韻体系の枠組みにしたがわざるを得ないということでしょうね。ですから擬声語も言語や時代によって多様性が生じます。外国語の発音の習得過程で母語の干渉が現れるのも、聴く能力と発語能力が脳ではつながっているということの証左になりますね。たとえば日本人も英語の音素の/l/と/r/の区別が聴き取れて発音し分けられれば、先生がおっしゃるように両者の聴覚―構音心像としての経験ができあがり、“lice”(シラミ)と“rice”(お米)を一緒にするようなことは少なくなるということですね。

ことばを読む、書く

辻 人間の言語にはアメリカ大陸の先住民の諸言語のように書きことばのないものが数多くあります。一般に、書記言語というのは間違いなく話しことばの後に出てきたものでしょう。ですから、脳の使い方も一番後にでてきたものかもしれません。

数え方にもよりますが、世界には数千の書きことばをもつ言語があると言われています。それぞれの言語には特有の書記体系、つまり文字体系があります。文字には当該言語の音韻規則上の単音だけを表すものから、音節や意味、あるいは語を表すようなものまでいろいろとあります。後で触れますが、日本語のように漢字と仮名を組み合わせるような書記体系をもつ言語までであります。

山鳥　おっしゃるとおりですね。音声言語に用いられる基本的単位も基本は所属する言語社会によって規制される人為的約束事ですが、文字言語になりますと、その人為性はさらに増大します。音声言語のどの単位を一つの視覚性記号で括りだすのか、その括りだし方は本当に多種多様ですね。逆にいいますと、文字言語のありようから、人が意味をどのように切り出しているのか、ある程度は推定することもできると思います。

辻　そうですね。昔、E・サピアという言語学者が、文字言語を持たないアメリカ大陸原住民の言語を記録しようとした時には大変苦労したそうです。逆の例では、日本語もそうですが、英語を例にいえば、八世紀から一二世紀頃に用いられた古英語や、あるいはもっと古いラテン語のような現在は話し手のいない言語でも、文字言語つまり文献が残っていますので、綴りや頭韻・脚韻などの創作法から、当時は音と意味をどのように組み合わせていたのか推測が可能になります。

ところで、話していたことばを文字にして、記録するということは、今度はそれを読むという作業が生じます。読む場合には、黙読や速読もあれば音読もあります。音読は発声・構音のように調音発語運動を伴いますので、黙読とは異なる作業ですし、慣れた字句を読むような場合は、同じ音読でも脳の働き方は違いそうです。昔、中学の時、英語の先生に言われたことなのですが、単語を覚えるときは、四技能、すなわち「読み・書き・聴く・話す」を使いなさいと言われました。その方が覚えやすく忘れにくいと。目で見て文字を書きながら、声に出して発音した場合、耳も聴いているのですから、マルチモーダルな働きが脳で行われていて、それだけ脳のいろいろなところが関与するから忘れにくいだろうという素朴な考えに基づいていたのでしょうか。今思いますと、あながち、誤りでもなさそうな気がします。

山鳥 先ほどの話題に結びつけますと、言語は運動要因の強い手続き記憶的な部分がありますから、さまざまな処理様式を総動員することで、自動化させやすいところがありますね。音声言語では聴覚—構音系の統合作用が重要ですが、文字の場合はこの聴覚—構音系に加えて、視覚—手運動系の統合作用が重要です。

辻 ちょっと脇道にそれて恐縮ですが、アメリカにおりましたとき、現地の普通高校だったのですが、タイプライターのクラスが選択科目としてありまして、毎日二〇分程度徹底的な訓練を受けることができました。今でもコンピュータは、いわゆるブラインドタッチでとても速く便利にしています。手で書いているときに綴りをうっかり忘れた英単語も、タイプライターを思い浮かべると、キータッチとともに視覚的文字列まで浮かんでくる経験がときどきあります。逆に、日本語の場合は変換キーを押しますので、漢字が昔より顕著に書けなくなったと自覚しています。一方で、やたらと難しい漢字を使ったりします。記憶が絶好調の時しか書けないような「憂鬱」や「齟齬」など、漢字の過剰使用の感があります。今から書字障害が心配ですが、理解障害がなくて、コンピュータのキーを叩く手続き的記憶が残って何とかなればいいな、などと取り越し苦労をしています。

山鳥　文字言語の系はパソコン処理の発達によって、視覚—手運動系の「手運動」の内容が、「書く」という二次元性視覚構成的な動きから、キーボードを叩くという両手を使った、三次元空間操作的かつ系列的な複雑な動きへ変わってゆきつつあるということですね。

辻　なるほど。二次元から三次元、そして系列が加わって四次元でしょうか。最近では携帯電話メールの片手親指の早押しというのも流行のようです…。

話を高次機能障害に戻しますが、失語症の場合、書けるのに読めない、逆に読めるのに書けないなど、さまざまな症例があると思います。漢字のお話については、また後で少しお聞きしたいのですが、基本的に、脳の中では読み書きのメカニズムはどうなっているのでしょうか。症例から見えてくることはどのようなことでしょうか。

山鳥　読み書きの大脳機構は結構複雑です。単純にとらえるには難しい問題が多くて悪戦苦闘しているところです。大きな視野で見ますと、ご質問の失語症については、必ず読み書きの障害が合併します。音声言語障害（失語症）があって、書字言語の障害が無いということは決してないと考えて間違いないと思います。この事実からも、文字システムというのが音声言語を表記するシステムとして二次的に積み上げられた能力であることが明らかです。昔から指摘されているように文字は「記号の記号」であるという複雑な性質を持っています。

一方、文字言語障害の出現に音声言語障害は必要条件ではありません。失語症がなくても、さまざまな要因で読みの障害や書字の障害は起こり得ます。読みの障害だけが独立に生じる場合は純粋失読、書字の障害だけが純粋に生じる場合は純粋失書などと呼ばれています。

大脳損傷との関連では、読み書きだけが障害される領域というのは左大脳半球頭頂葉後下方の角回領域と、この角回の下方に位置する側頭葉・後頭葉の境界領域のあたりが重要です。これはゲシュヴィント先生が提唱された理論ですが、文字は聴覚性情報処理（聴覚性連合野）と視覚性情報処理（視覚性連合野）、さらには書字運動性情報処理（体性感覚連合野）の協働があって初めて可能になると考えられます。感覚依存性の様式性情報処理を超えた、様式横断性の領域に文字心像が成立するというわけです。文字は単純に考えますと視覚性情報だけのように見えますが、音韻と結びつかなければただの絵であり、書字運動と結びつかなければ実用性がありません。相当複雑で水準の高い認知過程だと思います。

第一一章　ことばとコミュニケーション

コミュニケーションにおけることばのはたらき

辻　ヒトは何のためにことばを使うのかということを考えますと、一つには、さまざまな表象や知識を蓄積し操作するため、つまり知識や体験を記憶して思考するために使うということがありま す。言語によって記憶されたことの検索と再現が容易になり、さらに知識の再構成ができるようになったと言えます。もう一つは、もっと基本的なもので、他者とコミュニケーションを行うときで す。これは呼びかけや注意の喚起のような原初的なものから主観的経験や知識を伝える、あるいは伝えてもらう高度な手段としての言語です。それから、言語のおかげで、ヒトは脳の中ではなく、自分の外に自らの記憶を蓄えておくこともできるようになりました。究極的には時空を超えた知識の共有を可能にする画期的な媒体としての言語です。

一方、コミュニケーションについて考えますと、言語はその手段の一つにすぎません。たとえば、「こんにちは」という挨拶が典型ですが、ことばを交わすこと自体が大切なのであって、言語が参与者間の関係維持のために使われることがあります。人類学者のB・マリノフスキーはこれを交話的な言語使用（Malinowski 1923）と呼びました。R・ヤーコブソンという言語学者のいう言語の交話的機能にあたります（Jakobson 1960）。ところが、この機能は会釈や微笑みでも遂行されるわけですね。

このことからも、コミュニケーションには言語的手段と非言語的手段のあることがわかります。言語に付随する伝達手段として、抑揚や、声の大きさとか話す速さなどがあります。パラ言語的要素と呼ばれるもので、コミュニケーションの場でいろいろな意味を持ちうる大切な構成要素です。それから相手と話すときに、無表情でそっぽを向いて話すのか、微笑みながら話すのか、いらいらと貧乏ゆすりをしながら話すのかなど、表情やジェスチャー、相手との距離や位置関係なども多くの情報を伝えることができ、キネシクスとかプロクセミクスなどと呼ばれて盛んに研究されています。

ここで大切なことは、コミュニケーション行動をとるということで、ヒトは自分の心の中にあること、他人の心の中にあること、これをお互いに伝え合うことができるということです。だいぶ以前の研究でうろ覚えですが、R・バードウィステルの研究によると、コミュニケーションにおいて非言語的手段（顔の表情、姿勢、身振り・手振りなど）は、確か六割だったか七割だったか、とにかく多くを占めるというのがありました。しかし、情報量が大きく、伝えるべき内容が複雑になればなるほど、割合はともかく、言語の果たす役割は逆に大きくなります。言語によって、心の中にあることを高い精度でもって他者と伝え合うことができるからです。コミュニケーション手段の一つでしかなかった言語が、ヒトにとって重要なものになっていることがわかります。失語症になると、社会的にどんなに困難な状況に置かれてしまうかということを考慮すれば、コミュニケーションにおける言語の重要性が理解できます。

山鳥先生がご経験された症例やご研究で、コミュニケーションとことばについて示唆的なものが多くあると拝察します。ぜひ、この機会にご教示頂ければと思います。

山鳥　他人との交流能力をコミュニケーション能力と大きくとらえますと、言語的交信はおっしゃるようにその全部ではなくて一部にすぎません。動物にも個体間のコミュニケーションがあります。ミツバチが蜜の在り処を仲間に報告するミツバチダンスや、イルカの高度な交信能力などはよく知られています。言語発達以前の赤ちゃんと母親の交信なども非常に正確なものです。

言語は記号による交信ですが、音声記号は構音器官という身体装置を通して媒介されます。ですから音声記号には本来的に非記号性要因、つまり身体表現が含まれています。神経心理学では記号系列を載せる身体的音声情報、いうならば記号の乗り物、あるいは記号の容器ですね、これをプロソディと呼んでいます。

プロソディには大ざっぱに言って、固有プロソディ、情動プロソディ、それに知的プロソディが区別できます。固有プロソディは本人特有の個性を表現し、知的プロソディは発話を制御し、必要な部分を強調するために使われます。情動的プロソディは逆に本人に制御できない内面の感情をことばに乗せてしまいます。失語症の場合、ことばが自由に喋れなくなるわけですから、知的プロソディや固有プロソディは当然障害されますが、情動プロソディは保存されることが多く、感情的交流に問題がないのが普通です。

プロソディは音声表現の非言語性部分ですが、発語に伴う全身表現も重要です。いわゆる身振りですね。われわれは喋りながら微妙に全身を動かしていますが、中でも手をよく動かします。その程度は文化や民族によってかなりの差がありますが、でもこれも重要です。ことばにつまると、思わずあれそれと手を動かしますし、熱中して喋りだすと結構手を振り回します。このような身体的表現はコミュニケーションに不可欠の手段です。さよなら、とか、早くこっちへなど、手による通信は結構重要です。こうした非言語性の信号的運動表現能力は失語症では壊れることも、壊れないこともあり、言語能力とは独立の能力だと考えられています。

情動交流も重要です。喜怒哀楽の表現やその読み取り能力など、基本的な情動的コミュニケーションは失語症では障害されません。重度の失語症でも家族や周囲との情動的コミュニケーションは豊かに保たれます。

辻　神経心理学で使われるプロソディという考え方は、言語学の考え方とも親和性があります。知的プロソディと情動プロソディとは違って、固有プロソディというのは、理論的、抽象的には十分に説明し尽くせない、しかし、現実には存在すると理解できますね。たぶん、身振りや手振り、表情などにも個性の強いところから、かなり社会一般に共通するようなところまでスペクトルがあるのだろうと思います。認知科学の領域には、手の動きやジェスチャー一般と、思考過程や意味との関係について興味深い研究が数多くあります（McNeil 1992; 齋藤・喜多 二〇〇二）。それから、失語症では情動的要素が保たれる場合が多いというのも示唆的ですね。一方で、情動プロソディが障害されるような場合や、言語は使用できても、そもそもコミュニケーションに障害がある場合もあったりと、かなり異なる病態があります（Kent 2004）。神経心理学ではコミュニケーションと、その障害はどのように整理されているのでしょうか。

山鳥　先ほどのお話とも重なるかもしれませんが、社会的コミュニケーションの障害には、これはまったく個人的な整理になりますが、自分の心を伝える手段が障害される場合と、手段は障害されないけれども、そもそも心の交信じたいが困難になってしまう場合とがあるのではないでしょうか。

心を伝える手段の障害の代表は言語的伝達能力の障害である失語症ですが、失語症の周辺障害としては、運動性には吃音や構音障害、聴覚性には難聴や聴覚失認などがあります。あるいは先ほどのプロソディについては、右半球損傷でアプロソディアという病態が生じます。記号伝達性の言語能力は障害されませんが、ことばに感情が乗らなくなり平板単調な発語になったり、相手のことばに随伴する情動性情報が読み取れなくなってしまいます。

もう一つの心の交信障害というのは、相手の心の動きが読み取れなくなったり、自分の心の動きがうまく表現できなくなったりする状態ですね。たとえば、統合失調症などでは相手との心の同調能力が障害されます。治療者の側から言いますと、ラポール（rapport）が取れない、あるいは疎通性に乏しいという事態になります。小児の場合ですと、自閉症という困難な病態がありますが、その最大の特徴はやはり心の同調能力の障害ですね。この事実が自閉ということばにうまく要約されています。こちらはコミュニケーションのための道具的方法に問題があるのではなく、道具的手段より上位の水準、コミュニケーションの源に問題が起こっています。

第一二章　日本語の症例とそこからみえるもの

日本語と漢字

辻　日本人にとっての漢字とその漢字の持つ意味を考えた場合はどうでしょうか。中国でも使いますが、言語学的には日本語の書記体系に占める漢字の位置づけは異なります。山鳥先生は、漢字について、仮名との関連で失読症の症例研究など、いろいろなところで発表されていますが。

山鳥　ええ。漢字の読みや理解障害の問題には初期から興味を持ってきました（Yamadori 1998）。漢字というのは、イコール表意文字と理解されていますが、あれはあまり正しくなくて、どちらかといえば表語文字だと理解しています。このことは先ほど話題になった語義失語を最初に記載した井村恒郎さんが指摘されています。ロゴグラムですよね。木なら木という一つの字に「モク」や「き」などと複数の名前がくっ付けられています。もともとある日本語「き」が「木」という輸入文字に貼り付けられているわけですね。「モク」も輸入時そのままの音というより、日本語化した音が貼り付けられているわけですよね。したがって基本的には中国では表意文字だったんでしょうが、日本に輸入された段階で漢字は表語文字ということになります。

辻　そうですね。漢字は確かに意味を持っているという点で、表意文字と言われることがありますね。もっとも、言語学的には中国語における漢字は典型的な（言語学でいう）表語文字で、だいたい一つの漢字に一つの音が張り付いています。日本語になってから、音節文字としての仮名が加わって訓読みもできましたので、漢字は音節を持つ表音文字とも言われています。日本語の漢字は複数の音読みがあるのも特徴です。したがって、音と意味と視覚性が複雑に同居する珍しい書記言語を作り上げていると思います。たぶん、視覚的にも音的にも意味を表すことができるというその点が強調されて、表意文字と一般の人に言われるのだと思います。

山鳥　漢字はもちろん音表記にも使われますが、それよりも意味の単位としてうまく使われてきたところが面白いですね。仮名は音の単位として使われていますが、漢字は語の単位、語の最小単位として使われていますよね。その使われ方の差が、大脳の基盤にどう反映しているかというところが一番面白いんです。

たとえば失語症の人は一般的に言って、比較的漢字が使える場合が多いのです。使えるといいましても一〇〇パーセントではなくて、仮名がゼロパーセントになったとしましたら、漢字が二〇パーセントぐらい使えるという程度の、仮名に対して相対的にということにすぎないのですが、とにかく漢字のほうが残りやすいですね。音韻を媒体にする脳のシステムが壊れても、語を媒体にする漢字は結構出てくるというのが失語症の特徴の一つなんです。

ですから日本人の失語症では、文字を介してのコミュニケーションが可能な場合があります。アメリカ人の失語症について個人的に少し経験がありますが、アメリカ人の場合は文字を介してのコミュニケーションというのは、音声言語を介してできなければ、文字を介してもできないのが原則です。そういう意味で漢字というのは、すごく面白い道具だと思います。

たとえば、かなり強い失語の方で、茶碗の絵をみても名前が言えず、言えないばかりか茶碗と聞いても茶碗を指し示せないことがあります。もちろん仮名でも「ちゃわん」とは書けないわけですね。そんな方が漢字で「茶碗」と書けることがあります。茶碗を茶碗と理解されているわけです。意味から文字へ、音韻の媒介なしに、直接的につなげられるわけです。

ところが、もし漢字という表現手段がなかったとすると、その人が茶碗を確実に理解しているのかどうか、はっきりしないままになってしまうことがあり得ます。そういう意味で、日本人の失語症は極めて独特なところがあります。

辻　漢字があることで、意味と文字が音韻の媒介を経ることなく結びつけられるというのは面白い現象ですね。そうだとすると、速読の神経学的な機序はどのようになっているのか、音読や普通の黙読とどのように違うのか興味が沸きますね（川島・安達　二〇〇四）。

漢字とは先ほどお話がでましたように、音や訓などいろいろな読み方がある一方で、その影響もあってか、同音で異なる漢字（たとえば科学や化学、叔父や伯父など）、つまり似ているけれど異なる意味を喚起する場合が無数にあります。漢字が介在することで、言語学的にはいろいろ論じられてきているところですが、日本語の音韻体系と書記体系との間の関係には、漢字を借用したばかりの頃からみるといろいろな変化が生じてきたといえます。

山鳥　日本語は音をどんどん減らしてきていると言われていますよね。奈良時代の音韻体系では母音は七つとか八つとか、曖昧なことを言ってすみませんが、とにかく今より多かったといわれています。ところが、今、母音は五つしかありません。子音もたとえば地方だと、いくつか違う子音が残っていますが、これも減っているそうですね。

なぜ減ったのかということに神経心理学的な見地から妄想をめぐらしてみたいのですが、音を漢字で表すという習慣をもう千何百年以上にわたって持ってきたために、音で区別せずに文字で区別するという習慣ができてしまったということがあるのじゃないでしょうか。中国では一つの文字は一つの音なので、音と文字の関係は絶対崩れないわけです。つまり、同じ文字でいくつかの音を表すということはないわけです。日本人はよそ様の文字体系を借りてきて、その文字の固有の音に加えて、意味が共通する日本単語の音韻系列も貼り付けるという離れ業をやってきました。いったん一つの文字にいくつかの名前を代表させてもうまくゆくという習慣ができてしまうと、音で区別しなくても、文字で意味が区別できるじゃないかということになって、視覚を働かせる分、聴覚をサボるようになったんじゃないかしらんと思うのですが、どうなんでしょうねえ。聴覚が怠惰になって、細かい区別はあまりしなくなる、というよりできなくなったのかもしれません。そのために、音を聞いても一回視覚に変換して、ああ、そういうことかという具合に考える癖がついて、その分、音のほうに頼る能力を落としてきているところがあるような気がします。

日本語の中にはまず、漢字が形式を指定していて、音はその文字列をどう読むかで、かなりあいまいなままで通用しているものが結構ありますよね。たとえば、刺客なんていうのはシキャクでもシカクでも通用します。音はあいまいでも漢字とその意味がしっかり語を規定しているわけです。ソウキュウ（早急）とサッキュウ（早急）とか、ヨロン（世論）とセロン（世論）とか…。

辻　音と視覚的情報が一緒に喚起されるということですね。音については八世紀頃には日本語には母音が八つあったという説もあり、子音は九世紀以降に撥音や促音などが増えたともいわれています。文献からの推定なのでいろいろな説があるのですが、現代よりも多かったことはわかります。同時に、漢字のおかげで同じ音の組み合わせである同音異義語が視覚的にも分けられるようになりました。ですから、音読みだけだと同音でわかりにくい場合は、先ほど挙げました例の訓読みで私立「わたくしりつ」と市立「いちりつ」とか、科学「かがく」と化学「ばけがく」などと読みを強調して区別をつけたりします。音だけだと区別がつかないところを文脈上意味の区別がややこしい場合は、読みを変えて適切な漢字が喚起され意味の特定が可能となる工夫がなされているといえますね。

山鳥　大野晋などは子音も減っていると書いていますね。たとえば、昔だと「い/i/」と「ゐ/wi/」は違う音で、仮名文字でもちゃんと区別していた。つまりもともとの表記漢字が違っていたことの証拠ですよね。「い」は「以」で、「ゐ」は「為」です。「ゑ/we/」と「え/e/」も違っていたし、「を/wo/」と「お/o/」も違っていた。だんだん聴覚がナマクラになって区別をしなくなり、仮名も消えてしまった。同時にwという子音が消えてしまった（大野　一九七四）。

辻　そうですね。仮名が考案されて、平安時代などの「いろは歌」の仮名遣いを見るといろいろわかりますね。音の違いをよく表してくれています。ただ、濁音についてはあまり厳密には表記しなかったようです。現在では、/wa/という音に「は」と「わ」を当てることがありますね。「は」には/ha/もあります。

このことと少し関連しますが、現代には私が観察した例で非常に困った状況があります。もう一つの音節文字であるカタカナに関係することです。カタカナはもともと漢字の要素を簡略化して作り上げられたものと考えられていまして、古くから漢文の行間などに書き込まれたり、いわゆるルビのような使い方もされてきました。歴史的に外国語からの借用語などはカタカナで表すことが多かったようです。その外来語などのカタカナ表記とその縮約形の多用に問題があると思うようになりました。いくつもの意味を、同じ音に入れるようになったからです。鈴木孝夫先生も日本語の伝達効率の下がる例としてあげていますが（鈴木　一九九〇）、見た目での区別がつかず、視覚的情報が少ないのです。そうすると音の抱える意味が肥大化しまして、たとえば外来語を入れてくるときに、同じ音なのに、もともとは違う単語を略した、たとえばパソコン、マザコン、エアコン、ゼネコン、ラジコン、ミスコン、リモコン、バスコン、バリコン、ネオコン、シスコンなどができてしまいます。生コン、合コン、サマコン、ロリコンというのもあります。こうした用語はとりあえずすべて「コン」が使われていますが、省略前の語彙は異なりますから、意味的には、すべて「コン」の表す対象が本来は違います。すると、この「コン」は何かと、知らない人は思うわけです。確実にするには、一つ一つをまる覚えするしかない。借用先の言語を詳しく知っていればまだましですが、こうした状況は「コン」だけではないのでとてもやっかいです。

山鳥　そうですね。混乱のコンですね（笑）。

辻　ええ、そうです。混沌と困惑のコン（笑）。日本語の造語力の一つの方略にはなっていますが、今から百年、二百年後ぐらいにどうなっているのか興味深いところです。以前、コンピュータやインターネット用語の同様の困難さについて述べたことがありますが、意味を推し量れる漢字があれば便利です（辻 一九九六b、Tsuji 1997）。もっとも、昔の日本語や、今の中国語みたいな当て字のような漢字では、無い方がいいかもしれないですね。

中国語ではひらがなやカタカナのようなものがありませんので、漢字表記するときは当て字が多くなります。ケンタッキー・フライドチキンが「肯徳基家郷鶏」だったり（笑）。そのぶんなのか、音はいろいろとありますね。北京語も広東語も、日本語の母音や子音とは性質が異なっていて数も多いです。ピッチ（声の高さ）の変動、つまり声調（tone）もかぶさりますので音の体系が日本人から見ると複雑です。

山鳥　日本語は子音も母音も少なくて、その分、日本人は中国人やヨーロッパ人にくらべて音韻弁別能力が悪いところがあるように思います。大量の漢字を受け入れて視覚的に処理する能力が高まっている分、音からの処理はとても悪くなっていますね。そういう意味でかなり変わった言語システムに進化してきています。

たとえば韓国語ですが、韓国語には日本語よりずっとたくさんの音があります。韓国人にとって日本語を勉強するのは音が少ないから易しいと言われますね。複雑な音を使ってきた人たちが日本語のような単純な音韻体系に入るのは易しい。日本人みたいに簡略化した音を使うようになってくると、複雑な音を持つ言語はもう勉強できないところがあります。というか、必要以上の努力を要求されます。

辻　確かに、韓国語には地域差もありますが、母音だけでもだいたい八つはありますね。ハングル文字は基本的に単音文字ですから、アルファベットと同じで、音節構造が日本語とは異なります。昔は漢字も混ぜて使ったりしましたが、最近はハングルだけですまそうとするようですね。わざわざ漢字を使わなくてもいい。現代の日本語では漢字をなくして仮名だけにしたら、どうしようもなくなるでしょうし、仮名がなくなって漢字だけになっても大変なことになります。意味と音価が合体した、かなり珍しい書記体系を作り上げていると思います。

韓国の人の間では、漢字をよく使う・ほとんど使わないという世代間の違いなどが失語症状にも出てくることがあるのでしょうか。日本人との比較失語症学みたいな研究があればよいですね。中国語話者との症例比較も意義があると思います。

山鳥　韓国や中国の失語がどのような特徴を持つのか、非常に興味があります。私自身は不勉強なまま、よく知らないままで年を取ってしまいました。

辻　日本語は漢字や平仮名・カタカナなどを持っていて、独特の書字体系があります。そういうことで、山鳥先生の一連のご研究をはじめ日本の失読・失書の研究は世界の中でもたいへんに進んでいるようですね。しかし、中国語などの研究はまだまだあまりなされていないということのようです（岩田　一九九六）。今後の研究が期待されますね。日本語に関して言えば、失読や失書の症例については、山鳥先生はだいぶ以前から報告をなさっています（山鳥　一九七五、一九七九、一九八二）。また、角回やもう少し広い病巣の障害による症例も数多く出されて、左角回経由とは別の左側頭葉後下部経由の神経回路が独立して働いているという説や、いろいろな考え方が見られます。

山鳥先生の書かれた『読み書きの神経機構について』が、このあたりの状況を整理していてわかりやすかったのですが（山鳥　一九九二）、先般、先生がご紹介くださったご著書では、「角回の場合は臨床症状としては出るが、機能画像としては出ない。文字に関しては仮名も漢字も、もっと下の領域が賦活する」というような事が述べられていました（山鳥・河村　二〇〇〇）。漢字と仮名を持つ日本人の失読や失書のような、いささかややこしい症例は、私のような一般人にはわかりにくいものです。現時点ではどのように理解したらよいのでしょうか。

山鳥　読み書きの中枢が角回にあるというのは一八九一年にフランスの神経学者J・デジェリンが提唱した説で、臨床的にはずっと受け入れられてきました。中枢という概念はあまり好きでありませんので使いませんが、左半球の角回に損傷が起きますと、失語はそんなに強くなくても読み能力や書字能力に障害が起こります。この病態は失読失書症と呼ばれています。ただ、角回の病巣と特定するには問題があって、角回およびその下方の中側頭回後方の病巣と広く考えるほうが正確だと考えています。

ところが、もっと下の方、左半球の下側頭回の後方と後頭葉の境界あたりの損傷でも読み書きの障害が出ることがあります。この場合、大変面白いことに、仮名にはあまり影響が出ず、漢字に障害が強く出るのです。デジェリン提唱の失読失書と区別するためには、「漢字の失読失書」と呼ぶのがわかりやすいかもしれません。この事実を最初に報告し、理論化したのは岩田さんです（岩田一九八七）。

ところで先生のご質問の機能画像法による研究の話なんですが、仮名読みの課題で角回周辺はなかなか賦活されないのです。つまり臨床からの推論と機能画像による健康な脳活動のデータがうまく整合しないのですね。これはどう理解すべきなのか、失読失書角回説はおかしいのかと頭を抱えていたのですね。先生のご指摘の発言はその当時のものなんです。ところがその後、東北大に韓国から留学してきていた李君という大学院学生が持ってきたデータを見たときはびっくりしました。見事に角回が賦活されているのですよ。これはどういう実験かといいますと、一定数のハングル単語を、韓国語もハングルもまったく知らない大学生に覚えてもらい、この単語を読んでいる時と、そのハングル表記に対応する日本語の仮名単語を読んでいる時の活動をいろいろ比べたわけです。

そうしますと、仮名読み課題時に記録したｆＭＲＩ計測値から、ハングル単語とその意味に数時間暴露した後でそのハングル単語を読んでもらった時のｆＭＲＩ計測値を引き去ったときに、角回の活動が残ったのです。ですから、うまく課題を作りさえすれば、角回が仮名処理にかかわっていることを確認できるのですね。うまく賦活されなかったのはハングルのように、形態的にも機能的にも仮名に非常に近い文字刺激をコントロール課題に使わなかったからなのだろうと考えられます(Lee *et al.* 2003)。

辻　なるほど、そういうことだったのですね。読み書きについては私なりにだいたい整理ができてきました。仮名処理についてはだいぶわかってきているのですね。これからもっといろいろなデータが出てきて、きっと面白くなるでしょう。

▨漢字の視覚性

辻　ところで、日本語では、漢字習得の初期にある小学生の場合、漢字で表された複合語が難しいものであったとしても、だいたい何の意味か推測することができるということがあるようです。私はこれを書記体系の持つ意味的透明性が高いからだというふうに言い表しています。以前、鈴木孝夫先生とお話した時に出た例でいえば、「人類学」という学問を知らなくても、人のことを研究するものだろうという具合に小学生の低学年でも推測できるわけです。ところが英語の場合、アンスロポロジー（anthropology）と言いますと、これじゃ何を表しているのかわからないらしいです。ましてやガストロロジー（gastrology）なんて言われると、ロジーというのは似ているから類推でもって拾い出すことはできても、gastro や logy ということば自体を知らないと、まずわからないということはありますね。実際、同じ年代の英語話者の幼児期・学齢期初期には、意味を推測する上で困難があるのを私も自分で確認してみました。

山鳥　漢字の場合は文字一つ一つが意味単位をなしていますが、英語や仮名の場合だと文字が複数個集まって一つの意味単位になりますよね。しかも漢字の一意味単位は空間的にも分離していますが、英語の一意味単位は自分で切り離す必要があります。先生の例をお借りしますと、gastro と logy で切るわけですが、全体が空間的には切れていませんから、これを自分の頭の中でやらなければなりません。ですから、一文字一意味単位のほうが、複数文字一意味単位よりも、視覚的には処理しやすいのでしょうね。臨床経験からいいましても、漢字はそのまま意味心像を賦活できることが結構ありますが、仮名や英語のような表音文字ですと、直接的な意味心像賦活はかなり弱いことが多く、いったん音韻を賦活し、その後意味が賦活されるということになります。この差が意外に大きいのかもしれません（山鳥　二〇〇四）。

辻　そうですね。ですから、視覚に負うものが出てくると聴覚が引っ込み、逆に聴覚が出しゃばると視覚が引っ込む。そういうところがあると思います。ただ情報量としては視覚のほうがはるかに多いですよね。

山鳥　多いです。同時処理ですから処理も速いです。

辻　正高信男先生とお話していたときに教えて頂いたのですが、先天的な障害などがあって起きた症例には、聴覚上の音韻ループに問題がある場合、視覚バッファといいますか、視覚にループが生じるということがあるようです。いわばスケッチパッドの能力が顕著に高くなるということかなと思いますが。

音韻ループで言えば、障害のある人の中には、逆行再生の得意な人がいたりするようです。たとえば、私たちは何桁かある数字を、聞いても読んでも、逆行再生はなかなかできないですね。順行再生しか通常はできません。それもG・A・ミラーがかつて述べたとおり、七プラス・マイナス二程度の桁が標準です（Miller 1956）。

電話番号のように、区域と電話局などのチャンクがあれば、東京の電話番号のように一〇桁あっても、聴いたとおりの順行系列で、03-3453-XXXXと、ほぼその通りには復唱することができますが、即座にXXXX-3543-3530と逆行で辿って言うことは難しいです。このような場合でもかなり逆行再生ができる症例があったようです。

一方で、聴覚に障害を持つ場合には、視覚上の逆行再生も可能な例があるらしいのです。先ほど申し上げたように、聴覚が引っ込むと視覚機能が亢進する事例と考えることができるかもしれません。

山鳥　音韻ループ説は聴覚―構音運動表象が時間軸上で再表象を繰り返す、つまりある回路上で音韻系列が反響し続けるという仮説ですね。音韻系列は時間軸に展開しますから、一回受け取れば一回切りで消滅するはずなんですが、これを結構覚えていられるのはループを回って音韻系列がしばらく繰り返されるからだろうという考えです。視覚の場合は複数視覚表象を空間上で同時に処理しますから、処理容量は聴覚の場合より、本質的にずっと大きいと考えられます。逆行処理についてはまったく経験がありませんが、ワーキング・メモリーを動員して、時間軸上の一列情報をうまく視覚性の空間情報に転換し、空間情報として横並びにして再表象した数系列を逆から読み取ってゆくのでしょうね。こうしたワーキング・メモリーの高い人では、視覚性ループが生じるというより、先生がおっしゃるように、スケッチ・パッドが大きくなっていると考える方がわかりやすいように思いますが、どうなんでしょうね。

辻　音韻ループや視空間スケッチ・パッドはワーキングメモリーを構成する機能と考えられていますが（Baddeley 1990）、こうした残存機能の亢進は、後天的に障害を受けた脳損傷の患者さんでは適応上の代償として多少なりとも起こりうることなのでしょうか。そもそも生来からそういう発達の仕方をしてこないとないものでしょうか。

山鳥　脳の適応能力でしょうね。神経生理学的なデータを見ましても、たとえば運動野や体性感覚野の手の領域は他の身体部位にくらべて圧倒的に広くなっています。手を細かく使う必要からその支配領域が拡大してきたのでしょうね。実際、左手を細かく動かす必要がある弦楽器奏者の左手を代表する右大脳半球体性感覚野の指領域は普通の人に比べて大きく広がっているといいます。あるいは、点字を読む人では、大脳の指領域がやはり拡大しているそうです（岩村　二〇〇一）。

大脳の運動領域に梗塞を生じた場合、回復につれ運動の体部位再現領域のパターンに変化が生じることも明らかにされています（Jaillard *et al.* 2005）。

このような柔軟性は様式横断性の連合領域、たとえば頭頂葉や側頭葉など知覚や運動でなく、さらに高次の言語や心像処理にかかわる領域ではおそらくもっと強いだろうと考えられます。

辻　なるほど。使えば使うほど発達するということですね。

擬音語と擬態語

辻　漢字や仮名については、日本語に特有の書記体系ですが、もう一つ、日本語を特徴付けている点に、擬音語や擬態語と呼ばれるものが多いということがあります。言語学や心理学の分野では、多くの研究蓄積があるのですが、日本語には、この種の語はざっと二千語はあるとさえ言われています。実際に専門辞書もたくさん出版されています。日本語を話す人にとっては、感覚イメージ表象や、いわゆるクオリアとも関係する重要な表現手段なのだと思います。

山鳥　擬音語というのは、自然音を手持ちの言語音を用いて代用させるわけですから比較的わかりやい言語生成過程だと思いますが、擬態語というのはどうなっているのでしょうね。専門辞書まであるのですか？　いやー、まったくこれまで考えたことがありませんが、確かに非常にユニークなことばの作り方ですね。

辻　擬音語についていえば、対象となる自然現象や人間や動物の作り出す音に似せて造語するという心理的動機付けがあります。それでも、すでにある言語の音韻構造に制約を受けますので、たとえば擬音語の中でも一般的な擬声語で言えば、犬の鳴き声が英語では“bowwow”、日本語で「ワンワン」、鶏は英語で“cock-a-doodle-doo”、日本語では「コケコッコー」と異なります。日本語の中でも時代によって微妙に変化しているようです。先ほど先生が例示なさった犬の鳴き声は、昔は「ピヨ」だったらしいというのはその好例です。

一方、擬態語ですが、こちらは一般的には感覚情報で得られた動きや変化あるいは状態を描写して表現するものです。日本語にはとても多いです。特に視覚や動きに関することを表現する場合、英語などに比べますと動詞のような単語よりは、擬態語を副詞的に使用するような事例が多く、単に歩くだけではなくて、たとえば「テクテク、トボトボ、ヒョコヒョコ、ヨチヨチ、モタモタ、フラフラ、ブラブラ、ヨロヨロ、ヨタヨタと歩く」というように多様に表すことができます。

擬音語や擬態語は脳のどのようなところに張り付いているのでしょうね。それぞれの源となる感覚系や運動系に結びつくものなのでしょうか。はたして、失語症の場合には特異な症状を見せることがあるのでしょうか。知りたいことばかりで困ります。

山鳥　これまで外国語としては少しは英語を読んだり話したりしてきましたが、擬態語というのは個人的な会話環境では全く経験しないですね。少し出会ったのは漫画の中ですかね。漫画といっても知っているのは『カルビンとホッブス』くらいですが、この中には結構出てきますね。こういうことばって、正式というか、文語的というか、あらたまった形式的な状況ではあまり使われないのでしょうね。かなりくだけた表現ですから、距離的に近いというか、雰囲気的に寛いでいるというか、プライベートで親密な状況でなければあまり使われないですよね。メディアで言えば漫画のキャプションのようなくだけた状況。

「ボーッとしてしまって…」などというのは視覚経験が原点でしょうし、「クタクタで…」なんていうのは身体経験が原点にあるのでしょうね。知覚–感情未分の直接的身体経験をうまく音にしています。このような身体感覚を音韻化したことばを用いると、会話者同志に親密な関係が醸成される、なんてことはないのでしょうか。物理的には接触しないわけですが、身体感覚的表現を使うことで心理的な接触性が高められる気がしますね。「ものすごく疲れた」と言うより、「もうクタクタ」と表現するほうが、軟らかいですよね。個人的な感覚としては、相手との距離を縮める効果があるような気がします。

まったく根拠の無い、勝手なことを申し上げているのですが、社会の言語に対する態度というのも関係しているかもしれませんね。「あーもうフラフラ。クラクラする。こんな仕事ポーンと放り出して、ゴロンと寝てしまいたい」などという表現が可能なのは日本の社会がこうした感覚的で、概念的にあいまいな言語表現に寛容な社会だからということはないのでしょうか。他の言語社会ではどうなっているのか知りたいですね。

辻　認知科学の各分野では擬音語と擬態語のいろいろな研究がありますが、私が興味を持ったものに、感性あるいは身体のことばという視点で、知覚・認知心理学的立場からのコンパクトなアンソロジーがあります（苧阪 一九九九）。日本語を話す言語社会、言語文化が持つ固有の諸特徴が、擬音語や擬態語のありように深いところで影響を与えているということも確かにあるようです。その出現頻度にも言語による変異が大きく、日本語はやはり多い方ですが、韓国語などはもっと多いのではないかという研究もあります。同じ西洋の言語でも擬態語はドイツ語、フランス語、スペイン語などでは少ない一方で、ドイツ語には擬音語が多いようです。

一般には、先生のおっしゃるように、概念的にあいまいでも、感覚的な要素の表現が大きな意味を持つ言語社会では、相対的に擬音語や擬態語が多くなる傾向があると、おおざっぱには言えそうです。現在まででは、収集と分類をした研究は多いのですが、それだけではなくて、言語と感覚・感性、社会・文化との関係がどうなっているのかというような意味で今後の研究がすすめられると良いと思っています。おそらく言語の起源にも何らかの形で関与していると推測されます。神経心理学的な研究もあると面白いと思います。

いろいろとお話をいたしまして、言語学と神経心理学の関心がこれほど重なっているということが今回の対談でよくわかりました。心とことばの脳科学については、いろいろ巷でいわれていますが、分野の垣根を越えた本格的な共同研究が活発になされることが期待されます。

おわりに

本書は対談であって、対談ではない。実際の対談は二〇〇二年に東京で行われ、その一部は雑誌『言語』にすでに掲載された（『言語』二〇〇二年一〇月号）。その時の対談記録を土台に、辻さんと筆者（山鳥）が内容をおたがいに書き足して作り上げたものが本書である。対談は一発勝負だが、書き足しはメールで、時間をかけて行われた。したがって素材となった初回のテープ記録にくらべ、この対談はかなり内容が膨らんだものになった。書き足しや書き直しは、はずみでテープ記録にも及んだので、『言語』所収の部分と本書の文章表現に多少違いも出てしまったが、内容に改変はない。こういう企てをどう呼べばいいのだろう。対談をもじれば、対文とか対書とかいうことになるのだろうか。

本書は主として、該博な知識を持つ辻さんが質問され、狭い視野しかない山鳥がモタモタと答えるというスタイルになっている。この形式の利点は、談話の必然として、話題が広範囲にわたり、ある専門領域あるいはあるテーマについて、大きな見取り図を得ることができることにあろう。優れた道案内である辻さんが山鳥に今まで知らなかった道を教えてくださる。そしてこれまで知らなかった眺望点に立たせてくださる。辻さんがこの風景をどう見ますかとたずねられる。そうですね、風景は違うといえば違いますが、結局同じ海や山や谷や川や家からできていますね、と山鳥が味も素っ気もない答えを返している。こんな感じかもしれない。

多岐にわたった話題のうち、主要なものについて山鳥の側から総括しておきたい。本書の中心テーマは一貫して言語である。言語研究にはさまざまな分野があるが、その一つに山鳥が専門とする臨床神経心理学がある。大脳損傷で生じる失語症や健忘症など、さまざまな認知障害の医学的な診断・治療・リハビリテーションの過程を通して、脳と言語の関係、脳と記憶の関係、さらにはすべての認知過程、つまり心全体と脳の働きとの関係を探ってきた学問領域である。いったい大脳損傷という、個体にとっての非常事態から、どのような言語の風景が見えてくるのだろう。それが辻さんの問いである。

われわれの言語活動は能記（音韻心像）と所記（非音韻性心像）の連合が作り上げる複雑な構造を土台に実現される。そしてその構造は、大多数の右手利きの人の場合、左半球に偏って作り出されている。音韻的側面はブローカ領域とかウエルニッケ領域と呼ばれる大脳領域を中心に生成され処理されるが、非音韻性心像はこの領域そのものではなく、この領域を取り巻くように位置する側頭葉、頭頂葉、前頭葉など広範囲な領域にまたがって生成され、処理される。ほんの一部しか分かっていないとしか言えないが、たとえば身体部位、色、人物、あるいは動きなどの心像は、それぞれ大脳の異なった部位によって作り出されている可能性がある。さらに言語の実際の運用には左半球だけではなく、右半球も重要な役割を担っている。たとえば、右半球損傷では、形式的（字面）

な意味でなく内容的な意味に重点が置かれる比喩的表現の理解とか、字面と実際の状況との乖離に重点のあるユーモア表現の理解などが困難になる。結局は脳全体の働きが生きた言語行動を可能にしているのだと考えられる。

言語の最大の特徴は主観現象である心像を声音という物理的表現に変換して外界へ持ち出すことにある。あるいは他人の声音として与えられた記号を脱符号化つまり、自己心像に変換し、主観世界に持ち込むことにある。この仕掛けのお陰で、個体の内部世界の一部が言語社会の成員で共有されるようになった。さらに音韻記号を文字という視覚性記号に変えることによって、時間と場所を超越して、内部世界の痕跡を外部世界に残すことができるようになった。文字が切り取る言語音は社会によって多種多様だが、日本人の場合、単一の音を表記する仮名と複数の名前を単一の文字に貼り付ける漢字という、水準の違う二種類の文字を併用している。これは、他の文字システムではあまり例をみない複雑なシステムである。この複雑さは大脳機能構造に反映され、仮名と漢字の処理にかかわる脳活動の様式に微妙な差を作り出している。

個体内部や個体を取り巻く外界の諸現象は、脳のニューロンネットワークによってニューロン活動の時空間的パターンに翻訳される。この（ニューロン）パターン語とでもいうべき活動様式は表象あるいは大脳表現などと呼びならわされている。こうした（ニューロン）パターン語がどんな性質を持ち、どういう形式に表現されているのかを解き明かすことは神経生理学の大きな課題の一つであるが、神経心理学からすると、この（ニューロン）パターン語はさらに主観的現象という特異な形式に翻訳される。もちろん（ニューロン）パターン語のままに留まる部分も多いのだが、一部はわれわれの心理的経験へと変換されるわけである。この変換はおそらく多様な水準で行われる。もっとも粗い水準では意識（気がつく）となり、もう少し複雑になると感情となる。感情は無形の心理的傾向で、まだ心理的なカタチを結ぶに至っていない心的現象である。さらに変換の過程が複雑になると、あきらかなカタチが経験されはじめる。これが心像である。知覚性心像では、外界にあるカタチが心理的なカタチとして心に再現される。これに反して、悪とか、善などという抽象的概念はどうだろう。こうした抽象心像は知覚心像の具体性を欠いているが、山鳥はこれも心像というカテゴリーに入れて考えている。音韻（聴覚心像）は知覚性心像の具体性を持つ。この具体的音韻系列（名前）を非音韻性心像と結び付けることで、知覚心像はもちろん、抽象心像のような輪郭のあきらかでない心像にもカタチが与えられる。

このような言語や心の、脳の機能に立脚した生物学的な理解にはダーウィンに始まる生物進化の考え方が役に立つ。現在の身体的、認知的特徴を備えた人間、ホモ・サピエンスが出現するには三〇億年を超える長い時間が必要であったと考えられている。しかも、その長い時間は決して過去に置きざりにされてきた時間ではなくて、いまもひとりひとりの身体に凝縮され、生き続けている時間である。進化は過去の現象ではなく、今この瞬間の現象でもある。心理的な現象を進化に対応させ、瞬間的な進化・発生の過程として理解しようとするのが微小発生説である。われわれの心は必要な心像をその都度作り出していると考えるのである。失語症はその言語発生の過程がさまざまな段階で中断された状態だと考えられる。種の発生を系統発生、個体の発生を個体発生と呼ぶならば、認知過程の発生は微小発生ということになる。

言語の本質的役割は他者とのコミュニケーションにある。言語性コミュニケーションには言語性記号系列そのものの交信の他に、記号系列を運ぶ乗り物であるプロソディや、随伴する身振りによる非記号性交信が含まれる。大脳損傷ではこの二つのコミュニケーション能力に乖離がみられることがあり、二つのコミュニケーション能力の大脳基盤に差があることを示している。さらに情動表現による非言語性コミュニケーションも重要な役割を担っている。一般に失語症では情動交流に障害はなく、これもまた言語とは別水準の機能である。

言語が伝達するものはモノではなく意味である。では意味とはいったい何なのだろう？　意味の問題は辻さんの専門であって、山鳥のような素人の出る幕ではないが、素人なりに考えてみたところでは、意味とは情報の読み替えであると言えよう。それも、複雑な情報をより単純な情報に読み替える過程である。あるいは、複雑な関係をより単純な関係に置き換えることである。この変換の過程そのもの、あるいはその変換の前後を含む全体の構造が意味を生成する。意味というある種の実体がどこかに存在するわけではないのである。意味がコンテキストにあるというのは、意味が構造であって、実体でないということの別の表現である。絶え間ない関係の置き換えが、絶え間ない構造を作り出すが、その置き換えと新しい構造生成の連続が意味の本質だと考えたい。

最後に今後の課題である。神経心理学や認知心理学にとって、今後もっとも重要な問題を一つだけ挙げてみるならば、それは時間をどう理解してゆくかということではなかろうか。われわれは空間的、知覚的な現象を処理する能力には長けているが、経験的、時間的な現象の処理にはそれほど長けていない。しかし、心理的現象の本質は比較的安定な構造を作る離散的かつ空間的なパラメーターだけでは捕捉しがたいところがある。常に揺れ動いてはいるが、しかし連続を本質とし、決して切れることのない時間という現象にもっと眼を向ける必要があるのではないかと考えている。進化論や微小発生論が重要なのは、この時間という現象を中心に据えてものごとを考えている点にある。生命の本質は過程性にあるが、過程とは時間に他ならない。時間は道元のような宗教家やベルグソンのような哲学者が認識の真正面に据えてきた問題であるが、科学者、とりわけ心理学者にとっても避けて通れない問題である。

山鳥　重

山鳥重. 1985 a.『神経心理学入門』東京：医学書院.
山鳥重. 1985 b.『脳から見た心』**NHK** ブックス. 東京：日本放送出版会.
山鳥重. 1992.「読み書きの神経機構」『認知科学ハンドブック』安西祐一郎・石崎俊・大津由紀雄・波多野誼余夫・溝口文雄（編), 426-37. 東京：共立出版.
山鳥重. 1996.「意味記憶の障害」『神経心理学と精神医学』鳥居方策・浅井昌弘・鹿島晴雄・小島卓也（編), 113-26. 東京：学会出版センター.
山鳥重. 1997.「言語理解におけるカテゴリー性」『失語症研究』17：15-24.
山鳥重. 1997.「言語生成の三重構造」『心理学評論』40：343-55.
山鳥重. 1998.『ヒトはなぜことばを使えるか』東京：講談社.
山鳥重・河村満. 2000.『神経心理学の挑戦』東京：医学書院.
山鳥重. 2001.「認知と言語の生物学的基盤」『ことばの認知科学事典』辻幸夫（編), 47-68. 東京：大修館書店.
山鳥重. 2002.『記憶の神経心理学』東京：医学書院.
山鳥重. 2002.『「わかる」とはどういうことか：認識の脳科学』東京：筑摩書房.
山鳥重. 2002.「意味の生物学」『国文学』47(11)：58-61.
山鳥重. 2003.『脳のふしぎ』東京：そうろん社.
山鳥重. 2004.「神経心理学」『認知科学への招待』大津由紀雄・波多野誼余夫（編), 219-35. 東京：研究社.
山梨正明. 1988.『比喩と理解』認知科学選書 17. 東京：東京大学出版会.
吉村公宏. 2004.『はじめての認知言語学』東京：研究社.
渡辺茂（編）2000.『心の比較認知科学』京都：ミネルヴァ書房.
渡辺茂. 2001.『ヒト型脳とハト型脳』東京：文藝春秋.

書店.
酒井邦嘉. 2002.『言語の脳科学：脳はどのようにことばを生みだすか』東京：中央公論新社.
坂原茂（編）2000.『認知言語学の発展』東京：ひつじ書房.
下条信輔. 1999.『意識とは何だろうか：脳の来歴, 知覚の錯誤』東京：講談社.
鈴木孝夫. 1990.『日本語と外国語』東京：岩波書店.
瀬戸賢一. 2005.『よくわかる比喩』東京：研究社.
辻幸夫. 1996 a.「意味の習得」『英語の意味』池上嘉彦（編）, 135-56. 東京：大修館書店.
辻幸夫. 1996 b.「パソコン用語の認知意味論」『言語』25(9)：50-57.
辻幸夫（編）2001.『ことばの認知科学事典』東京：大修館書店.
辻幸夫. 2002.「格と認識の基盤」『言語』31(4)：36-37.
辻幸夫（編）2002.『認知言語学キーワード事典』東京：研究社.
辻幸夫（編）2003.『認知言語学への招待』東京：大修館書店.
鳥越隆士. 2001.「手話の獲得」『ことばの認知科学事典』辻幸夫（編）, 227-40. 東京：大修館書店.
永井知代子. 2004.「ウイリアムズ症候群の神経心理学」『神経心理学』20：136-45.
秦野悦子（編）2001.『ことばの発達入門』東京：大修館書店.
彦坂興秀・山鳥重・河村満. 2003.『眼と精神』東京：医学書院.
菱谷晋介（編著）2001.『イメージの世界：イメージ研究の最前線』, 京都：ナカニシヤ出版.
藤田和生. 1998.『比較認知科学への招待』京都：ナカニシヤ出版.
正高信男. 2001 a.「言語習得における身体性とモジュール性：聴覚障害とウイリアムズ症候群の場合の比較を通じて―」『ベビーサイエンス』1：4-16.
正高信男. 2001 b.『こどもはことばをからだで覚える』東京：中央公論新社.
三浦利奈・田淵実治郎・遠藤圭子・藤井俊勝・山鳥重. 2000.「語義失語患者に認められた「語義」障害について」『失語症研究』20：157-64.
茂木健一郎. 1997.『脳とクオリア：なぜ脳に心が生まれるのか』東京：日経サイエンス社.
守一雄・都築誉史・楠見孝（編）『コネクショニストモデルと心理学：脳のシミュレーションによる心の理解』京都：北大路書房.
山下主子・大角幸雄・山下光・山鳥重. 2000.「動詞の想起障害と助詞の誤りが顕著な失語症の１例」『失語症研究』20：319-26.
山鳥重. 1979.「失読失書症」『神経内科』10：428-36.
山鳥重. 1982.「失読失書と角回病変」『失語症研究』2：236-42.

座 認知科学 9. 東京：岩波書店.
池上嘉彦. 2001.「言語と認知の記号論的基盤」『ことばの認知科学事典』辻幸夫（編）, 69-82. 東京：大修館書店.
乾敏郎・安西祐一郎（編）2001.『コミュニケーションと思考』認知科学の新展開 2. 東京：岩波書店.
今井むつみ（編著）. 2000.『心の生得性：言語・概念獲得に生得的制約は必要か』東京：共立出版.
井村恒郎. 1967.『精神医学研究II』東京：みすず書房.
入来篤史. 2004.『道具を使うサル』東京：医学書院.
岩田誠. 1996.『脳とことば：言語の神経機構』東京：共立出版.
岩田誠. 1987.『脳とコミュニケーション』東京：朝倉書店.
岩村吉晃. 2001.『タッチ』東京：医学書院.
内田伸子. 1999.『発達心理学：ことばの獲得と教育』東京：岩波書店.
太田信夫・多鹿秀継（編著）2000.『記憶研究の最前線』京都：北大路書房.
大野晋. 1974.『日本語をさかのぼる』岩波新書. 東京：岩波書店.
大藪泰. 2000.「乳幼児の視覚的ジョイント・アテンションの 4 発達段階」『乳幼児医学・心理学研究』9：27-40.
大山正・今井省吾・和気典二（編）1994.『新編 感覚・知覚心理学ハンドブック』東京：誠信書房.
苧阪直行. 1994.「注意と意識の心理学」『注意と意識』岩波講座認知科学 9. 安西祐一郎（編）, 1-52. 東京：岩波書店.
苧阪直行（編）1999.『感性のことばを研究する：擬音語・擬態語に読む心のありか』東京：新曜社.
苧阪直行（編）2000.『脳とワーキングメモリ』京都：京都大学学術出版会.
鹿島晴雄・種村純（編）2003.『よくわかる失語症と高次脳機能障害』大阪：永井書店.
川島隆太. 2002.『高次機能のブレインイメージング』東京：医学書院.
川島隆太・安達忠夫. 2004.『脳と音読』東京：講談社.
川人光男. 1996.『脳の計算理論』東京：産業図書.
楠見孝. 2001.「認知発達の記号処理モデルとコネクショニストモデル」『コネクショニストモデルと心理学：脳のシミュレーションによる心の理解』守一雄・都築誉史・楠見孝（編）, 12-25. 京都：北大路書房.
久保田競（編）2000.『ことばの障害と脳のはたらき』京都：ミネルヴァ書房.
齋藤洋典・喜多壮太郎. 2002.『ジェスチャー・行為・意味』東京：共立出版.
笹沼澄子（監修）1998.『成人のコミュニケーション障害』東京：大修館

Tsuji, Y. 1997. Computer terminology in Japanese: The need for analogy, figuration, and semantic transparency. *The Geibun-Kenkyu* 73: 494–507.
Tsukiura, T., T. Fujii, J. Okuda, A. Umetsu, K. Suzuki, M. Tabuchi, I. Yanagawa, T. Nagasaka, R. Kawashima, H. Fukuda, S. Takahashi, A. Yamadori, R. Fukatsu, and T. Otsuki. 2002. Neural basis of people's name retrieval: Evidence from brain-damaged patients and fMRI. *Journal of Cognitive Neuroscience* 14: 922–37.
Valancker-Sidtis, D. 2004 . When only the right hemisphere is left: Studies in language and communication. *Brain and Language* 91: 199–211.
Werner, H. 1956. Microgenesis and aphasia. *Journal of Abnormal Social Psychology* 52: 347–53.
Werner, H., and B. Kaplan. 1963. *Symbol formation: An organismic-developmental approach to language and the expression of thought*. New York: John Wiley & sons Inc. (柿崎祐一（監訳), 鯨岡峻・浜田寿美男（訳）1974.『シンボルの形成：言葉と表現への有機・発達論的アプローチ』京都：ミネルヴァ書房.)
Weylman, S. T., H. H. Brownell, and H. Gardner. 1988. "It's what you mean, not what you say": Pragmatic language use in brain-damaged patients. In *Language, communication and the brain*, ed. F. Plum, 229–43. New York: Raven.
Winner, E., A. K. Rosensteil, and H. Gardner. 1976. The development of metaphoric understanding. *Developmental Psychology* 12: 289–97.
Yamadori, A. 1975. Ideogram reading in alexia. *Brain* 98: 231–38.
Yamadori, A. 1998a. Aphasia. In *Textbook of Neurology*, ed. J. Bogousslavsky and M. Fisher, 299–307. Boston, Mass.: Butterworth Heinemann.
Yamadori, A. 1998b. Aphasia in ideograph readers: The case of Japanese. In *Aphasia in atypical populations*, ed. P. Coppens, Y. Lebrun and A. Basso, 143–74. Mahwah, N. J.: Laurence Erlbaum.
Yamadori, A., and M. L. Albert. 1973. Word category aphasia. *Cortex* 9: 112–25.
Yamadori, A., T. Yoshida, E. Mori, H. Yamashita. 1996 Neurological basis of skill learning. *Cognitive Brain Research* 5: 49–50.
Zeki, S. 1993. *A vision of the brain*. Oxford: Basil Blackwell.

麻生武. 1992.『身振りからことばへ：赤ちゃんにみる私たちの起源』東京：新曜社.
甘利俊一・外山敬介（編）2000.『脳科学大事典』東京：朝倉書店.
安西祐一郎・苧阪直行・前田敏博・彦坂興秀. 1994.『注意と意識』岩波講

Plante, E. M., and P. M. Beeson, eds. 2004. *Communication and communication disorders: A clinical introduction*. 2nd ed. London: Pearson Education.（石坂郁代・岩田吉生・太田富雄・見上昌睦・藤野博・藤原加奈江（訳）2005.『コミュニケーション障害入門』東京：大修館書店.）

Poisner, H., E. Klima, and U. Bellugi. 1987. *What the hands reveal about the brain*. Cambridge, Mass.: MIT Press.（河内十郎（監訳），石坂郁代・増田あき子（訳）1996.『手は脳について何を語るか：手話失語からみたことばと脳』東京：新曜社.）

Ristau, C., ed. 1990. *Cognitive ethology: The minds of other animals*. Hillsdale, N. J.: Lawrence Erlbaum.

Ristau, C. 1991. Attention, purposes, and deception in birds. In *Natural theories of mind*, ed. A. Whiten, 209–23. Oxford: Basil Blackwell.

Rosenfield, I. 1988. *The invention of memory*. New York: Basic Books.

Saussure, Ferdinand de. 1916. *Cours de linguistique générale*. Paris: Payo.（小林英夫（訳）1940.『一般言語学講義』東京：岩波書店.）

Sperry, R. W. 1976. Changing concepts of consciousness and free will. *Perspectives in Biology and Medicine* 20: 9–19.

Tomasello, M. 1995. Joint attention as social cognition. In *Joint attention: Its origins and role in development*, ed. C. Moore and P. J. Dunham, 103–30. Hillsdale, N. J.: Lawrence Erlbaum.（大神英裕（監訳）1999.「社会的認知としての共同注意」『ジョイント・アテンション：心の起源とその発達を探る』, 93–117. 京都：ナカニシヤ出版.）

Tomasello, M. 1997. The pragmatics of word learning. *Japanese Journal of Cognitive Science* 4: 59–74.（小林春美（訳）「語彙学習におけるプラグマティックス」『心の生得性：言語・概念獲得に生得的制約は必要か』今井むつみ（編著）, 55–78. 東京：共立出版.）

Tomasello, M. 1999. *The cultural origins of human cognition*. Cambridge, Mass.: Harvard University Press.（大堀壽夫・中澤恒子・西村義樹・本多啓（訳）2006.『心とことばの起源を探る』東京：勁草書房.）

Tomasello, M. 2003. *Constructing a language: A usage-based theory of language acquisition*. Cambridge, Mass.: Harvard University Press.（辻幸夫・野村益寛・出原健一・菅井三実・鍋島弘治朗・森吉直子（訳）2008.『ことばをつくる：言語習得の認知言語学的アプローチ』東京：慶應義塾大学出版会.）

Tomassello, M., A. Kruger, and H. Ratner. 1993. Cultural learning. *Behavioral and Brain Sciences* 16: 495–552.

Tomasello, M., S. Savage-Rumbaugh, and A. C. Kruger. 1993. Imitative learning of actions on objects by children, chimpanzees, and enculturated chimpanzees. *Child Development* 64: 1688–705.

experience. In *Cerebral correlates of conscious experience*, ed. P. A. Buser and A. Rougeul-Buser, 69–82. Amsterdam: North Holland Publishing Co.

Libet, B. 2004. *Mind time: The temporal factor in consciousness*. Cambridge, Mass.: Harvard University Press.（下条信輔（訳）2005.『マインド・タイム：脳と意識の時間』東京：岩波書店.）

Luria, A. R. 1982. *Language and cognition*. Washington, D. C.: V. H. Winston & Sons.

Magoun, H. W. 1958. *The waking brain*. Springfield, Ill.: Charles C Thomas.

Malinowski, B. 1923. The problem of meaning in primitive language. In *The meaning of meaning*, ed. C. K. Ogden and I. A. Richards, 296–336, London: Kegan Paul.

Masataka, N. 2000. Information from speech and gesture is integrated when meanings of new words are categorized in normal young children, but not in children with Williams syndrome. *Cognitive Studies* 7: 37–51.

Masataka, N. 2003. *The onset of language*. Cambridge: Cambridge University Press.

McNeil, D. 1992. *Hand and mind*. Chicago: University of Chicago Press.

Mervis, C. B. 2003. Williams syndrome: 15 years of psychological research. *Developmental Neuropsychology* 23 (1–2): 1–12.

Miller, G. A. 1956. The magical number seven, plus or minus two: Some limits on our capacity for processing information. *Psychological Review* 63: 81–97.

Netley, C. 1974. Colour aphasia: A case report. *Cortex* 10: 388–94.

Ojemann, G. A. 1983. Brain organization for language from the perspective of electrical stimulation mapping. *Behavioral and Brain Sciences* 6: 189–230.

Ojemann, G. A., J. G. Ojemann, E. Lettich, and M. Berger. 1989. Cortical language localization in left, dominant hemisphere: An electrical stimulation mapping investigation in 117 patients. *Journal of Neurosurgery* 71: 316–26.

Penfield, W., and L. Roberts. 1959. *Speech and brain-mechanisms*. Princeton, N. J.: Princeton University Press.（上村忠雄・前田利男（訳）1965.『言語と大脳：言語と脳のメカニズム』東京：誠信書房.）

Pennisi, E. 2004. The first language? *Science* 303: 1319–20.

Perett, D., P. Smith, D. Potter, A. Mislin, A. Head, A. Milner, and M. Jeeves. 1985. Visual cells in the temporal cortex sensitive to face view and gaze direction. *Proceedings of the Royal Society of London* B 223: 293–317.

Pinker, S. 1991. Rules of language. *Science* 253: 530–35.

樹・中村雅之（訳）1991.『心の中の身体：想像力へのパラダイム転換』東京：紀伊國屋書店.）
Karmiloff-Smith, A., J. H. Brown, S. Grice, and S. Paterson. 2003. Dethroning the myth: Cognitive dissociations and innate modularity in Williams syndrome. *Developmental Neuropsychology* 23: 229–44.
Kay, P., B. Berlin, L. Maffi, and W. Merifield. Forthcoming. *World color survey*. Stanford, Calif.: CSLI Publications.
Kent, R., ed. 2004. *The MIT encyclopedia of communication disorders*. Cambridge, Mass.: MIT Press.
Klima, E., and U. Bellugi. 1979. *The signs of language*. Cambridge, Mass.: Harvard University Press.
Ladefoged, P., and A. Trail. 1984. Linguistic phonetic descriptions of clicks. *Language* 60: 1–20.
Ladefoged, P. 1993. *A course in phonetics*. 3rd ed. New York: Harcourt Brace.（竹林滋・牧野武彦（訳）1999.『音声学概説』東京：大修館書店.）
Lakoff, G. 1987. *Women, fire, and dangerous things: What categories reveal about the mind*. Chicago: University of Chicago Press.（池上嘉彦・河上誓作・辻幸夫・西村義樹・坪井栄治郎・梅原大輔・大森文子・岡田禎之（訳）1993.『認知意味論：言語から見た人間の心』東京：紀伊國屋書店.）
Lakoff, G., and M. Johnson. [1980] 2003. *Metaphors we live by*. Chicago: University of Chicago Press.
Langacker, R. 1987. *Foundations of cognitive grammar.* Vol.1, *Theoretical prerequisites*. Stanford, Calif.: Stanford University Press.
Langacker, R. 1988. A usage-based model. In *Topics in cognitive linguistics*, ed. B. Rudzka-Ostyn, 127–61. Amsterdam: John Benjamins.
Langacker, R. 2000. A dynamic usage-based model. In *Usage based models of language*, ed. M. Barlow and S. Kemmer, 1–63. Stanford, Calif.: CSLI Publications.（坪井栄治郎（訳）2000.「動的使用依拠モデル」『認知言語学の発展』坂原茂（編）, 61–143. 東京：ひつじ書房.）
Lee, Hyung-Suk, T. Fujii, J. Okuda, T. Tsukiura, A. Umetsu, M. Suzuki, T. Nagasaka, S. Takahashi, and A. Yamadori. 2003. Changes in brain activation patterns associated with learning of Korean words by Japanese: An fMRI study. *NeuroImage* 20: 1–11.
Liberman, P. 2000. *Human language and our reptilian brain: The subcortical bases of speech, syntax and thought*. Cambridge, Mass.: Harvard University Press.
Libet, B. 1978. Neuronal versus subjective timing for a conscious sensory

Gärdenfors, P. 2003. *How Homo became sapiens: On the evolution of thinking*. Oxford: Oxford University Press.（井上逸兵（訳）2005.『ヒトはいかにして知恵者（サピエンス）となったのか：思考の進化論』東京：研究社.）

Geschwind, N. 1965. Disconnexion syndromes in animals and man. *Brain* 88: 237–94; 585–644.（河内十郎（訳）1984.『高次脳機能の基礎』東京：新曜社.）

Gibbs, R. 1994. *The poetics of mind: Figurative thought, language, and understanding*. Cambridge: Cambridge University Press.（研究社より翻訳書近刊）

Goldstein, K. 1934. *Der Aufbau des Organismus*. Den Haag: Martinus Nijhoff.（村上仁・黒丸正四郎（訳）1970.『生体の機能：心理学と生理学の間』東京：みすず書房.）

Goldstein, K. 1940. *Human nature in the light of psychopathology*. Cambridge, Mass.: Harvard University Press.（西谷三四郎（訳）1957.『人間：その精神病理学的考察』東京：誠信書房.）

Goldstein, K. 1948. *Language and language disturbances*. New York: Grune and Stratton.

Gregory, R. L. 1981. *Mind in science: A history of explanations in psychology and physics*. London: Penguin Books.

Hanlon, R. E., ed. 1991. *Cognitive microgenesis: A neuropsychological perspective*. New York: Springer-Verlag.

Heywood, C., and C. Cowey. 1992. The role of the "face cell" area in the discrimination and recognition of faces in monkeys. In *Processing the facial image: Philosophical transactins of the Royal Society of London*. Ser. B, vol. 335, ed. B. Bruce, A. Cowey, A. Ellis and D. Perrett, 1–128. Oxford: Oxford University Press.

Holyoak, K. J., and P. Thagard. 1995. *Mental leaps: Analogy in creative thought*. Cambridge, Mass.: MIT Press.（鈴木宏昭・河原哲雄（監訳）1998.『アナロジーの力：認知科学の新しい探求』東京：新曜社.）

Iwata, M. 1984. *Kanji* versus *kana*: Neuropsychological correlates of the Japanese writing system. *Trends in Neurosciences* 7: 290–93.

Jaillard, A., C. D. Martin, K. Garambois, J. F. Lebos, and M. Hommel. 2005. Vicarious function within the human primary motor cortex? A longitudinal fMRI stroke study. *Brain* 128: 1122–38.

Jakobson, R. 1960. Linguistics and poetics. In *Style in language*, ed. T. A. Sebeok, 350–77. Cambridge, Mass.: MIT Press.

Johnson, M. 1987. *The body in the mind: The bodily basis of meaning, imagination, and reason*. Chicago: University of Chicago Press.（菅野盾

brain: Readings from "Scientific American Magazine," 52–65, New York: W. H. Freeman.

Damasio, H., T. J. Grabowski, D. Tranel, R. D. Hichwa, and A. R. Damasio. 1996. A neural basis for lexical retrieval. *Nature* 380: 499–505.

Damasio, A. R., and D. Tranel. 1985. Nouns and verbs are retrieved with differently distributed neural system. *Proceedings of the National Academy of Sciences USA* 90: 4957–60.

Deacon, T. 1997. *Symbolic species: The co-evolution of language and the brain*. New York: W. W. Norton & Co.（金子隆芳（訳）1999.『ヒトはいかにして人になったか：言語と脳の共進化』東京：新曜社.）

De Vreese, L. P. 1988. Category-specific versus modality-specific aphasia for colours: A review of the pioneer case studies. *The Journal of Neuroscience* 43: 195–206.

Dunbar, R., and R. I. Dunbar. 1997. *Grooming, gossip, and the evolution of language*. Cambridge, Mass.: Harvard University Press.（松浦俊輔・服部清美（訳）1998.『ことばの起源：猿の毛づくろい，人のゴシップ』東京：青土社.）

Edelman, G. M. 1979. Group selection and phasic reentrant signaling: A theory of higher brain function. In *The mindful brain*, ed. G. M. Edelman and V. B. Mountcastle, 51–100. Cambridge, Mass.: MIT Press.

Edelman, G. M. 1992. *Bright air, brilliant fire：On the matter of the mind*. New York: Basic Books.（金子隆芳（訳）1995.『脳から心へ：心の進化の生物学』東京：新曜社.）

Elman, J. L., E. A. Bates, M. H. Johnson, A. Karmiloff-Smith, D. Parisi, and K. Plunkett. 1996. *Rethinking innateness: A connectionist perspective on development*. Cambridge, Mass.: MIT Press.（乾敏郎・今井むつみ・山下博志（訳）1998.『認知発達と生得性：心はどこから来るのか』東京：共立出版.）

Falk, D., and K. R. Gibson, eds. 2001. *Evolutionary anatomy of the primate cerebral cortex*. Cambridge: Cambridge University Press.

Fodor, J. A. 1985. *The modularity of mind*. Cambridge, Mass.: MIT Press.

Fukatsu, R., T. Fujii, T. Tsukiura, A. Yamadori, and T. Otsuki. 1999. Proper name anomia after left temporal lobectomy: A patient study. *Neurology* 52: 1096–99.

Gallese, V., L. Fadiga, L. Fogassi, and G. Rizzolatti. 1996. Action recognition in the premotor cortex. *Brain* 119: 593–609.

Gardner, H., P. K. Ling, L. Flamm, and J. Silverman. 1975. Comprehension and appreciation of humorous material following brain damage. *Brain* 98: 399–412.

主要参考・引用文献

Baddeley, A. D. [1990] 1997. *Human memory: Theory and practice*. Rev. edition. Hove: Psychology Press.

Berlin, B., and P. Kay. 1964. *Basic color terms: Their universality and evolution*. Berkley, Calif.: University of California Press.

Birdwhistell, R. L. 1970. *Kinesics and context: Essays on body motion communication*. Philadelphia, Pa.: University of Pennsylvania Press.

Broca, P. P. 1861. Perte de la parole, ramollissement chronique et destruction partielle de lobe antérieur gauche du cerveau. *Bulletins de la Société d'anthropologie*, 1er série, 2: 235–38.（杉下守弘（訳）1980.『Paul Broca』精神医学 22(6): 665–63.）

Brown, J. W. 1977. *Mind, brain, and consciousness*. New York: Academic Press.

Brown, J. W. 1988. *The life of the mind*. Hillsdale, N. J.: Lawrence Erlbaum.

Brown, J. W. 1991. *Self and processes: Brain states and conscious present*. New York: Springer-Verlag.

Campbell, R., C. A. Heywood, A. Cowey, M. Regard, and T. Landis. 1990. Sensitivity to eye gaze in prosopagnosic patients and monkeys with superior temporal sulcus ablation. *Neuropsychologia* 28: 1123–42.

Chomsky, N. 2000. Minimalist inquiries: The framework. In *Step by step: Essays on minimalist syntax in honor of Howard Lasnik*, ed. R. Martin, D. Michaels and J. Uriagereka, 89–155. Cambridge, Mass.: MIT Press.

Churchland, P. M. 1995. *The engine of reason, the seat of the soul: A philosophical journey into the brain*. Cambridge, Mass.: MIT Press.（信原幸弘・宮島昭二（訳）1997.『認知哲学：脳科学から心の哲学へ』東京：産業図書.）

Damasio, A. R. 1994. *Descartes' error: Emotion, reason, and the human brain*. New York: Grosset/Putnam.（田中三彦（訳）2000.『生存する脳：心と脳と身体の神秘』東京：講談社.）

Damasio, A. R. 1999. *The feeling of what happens: Body and emotion in the making of consciousness*. New York: Harcourt Brace.（田中三彦（訳）2003.『無意識の脳 自己意識の脳：身体と情動と感情の神秘』東京：講談社.）

Damasio, A. R., and H. Damasio. 1993. Brain and language. In *Mind and*

［著者略歴］

山鳥　重（やまどり　あつし）

1939年生まれ。

神戸医科大学卒業、神戸大学大学院医学研究科修了。医学博士。

東北大学大学院医学系研究科教授を経て、現在、神戸学院大学人文学部人間心理学科教授。

専門は神経医学、神経心理学。

主な著書に『神経心理学入門』、『「わかる」とはどういうことか』などがある。

辻　幸夫（つじ　ゆきお）

1956年生まれ。

慶應義塾大学卒業、慶應義塾大学大学院文学研究科後期博士課程修了。

現在、慶應義塾大学教授。

専門は認知科学、意味論、言語心理学。

主な編著書に『ことばの認知科学事典』、『認知言語学への招待』、『認知言語学キーワード事典』などがある。


〈認知科学《にんちかがく》のフロンティア〉

［対談《たいだん》］心《こころ》とことばの脳科学《のうかがく》

NDC141/231p/20cm

初版第1刷——2006年4月20日
第2刷——2008年9月1日

著　者——山鳥《やまどり》　重《あつし》・辻《つじ》　幸夫《ゆきお》
発行者——鈴木一行
発行所——株式会社大修館書店
〒101-8466 東京都千代田区神田錦町3-24
電話 03-3295-6231（販売部）　03-3294-2357（編集部）
振替 00190-7-40504
［出版情報］http://www.taishukan.co.jp

装丁者——中村友和
印刷所——壮光舎印刷
製本所——牧製本

ISBN978-4-469-21302-7　Printed in Japan